"急"如星火，"救"融"五育"

——健康中国背景下的大学急救教育

主 编 陆志群

中国协和医科大学出版社

北 京

图书在版编目（CIP）数据

"急"如星火，"救"融"五育"：健康中国背景下的大学急救教育 / 陆志群主编. -- 北京：中国协和医科大学出版社，2024. 10. -- ISBN 978-7-5679-2491-8

Ⅰ．R459.7

中国国家版本馆CIP数据核字第202498Q2E0号

主　　编　陆志群
策划编辑　沈紫薇
责任编辑　沈紫薇　张秋艳　魏亚萌
封面设计　邱晓俐
责任校对　张　麓
责任印制　黄艳霞
出版发行　**中国协和医科大学出版社**
　　　　　（北京市东城区东单三条9号　邮编100730　电话010-65260431）
网　　址　www.pumcp.com
印　　刷　三河市龙大印装有限公司
开　　本　889mm×1194mm　　　1/32
印　　张　6.25
字　　数　160千字
版　　次　2024年10月第1版
印　　次　2024年10月第1次印刷
定　　价　45.00元

编者名单

主　编　陆志群

副主编　朱郁草　梁　珣　朱传连　李　伟
　　　　　张云萍

编　者　（按姓氏笔画排序）

田梦菲　朱传连　朱郁草　朱春花

伍树燕　李　伟　李玉玲　李思蓓

吴秋霞　沈　妍　张　茹　张　敏

张　静　张　翠　张云萍　张林落

张徐宁　陆志群　周　亚　赵　瑜

柏　萍　侯继丹　梁　珣　舒　菲

童　申　蔡凤霞　裴　桐　熊　进

前　言

　　急救教育是新时代学校卫生与健康教育的重要组成部分。开展急救知识与技能培训是贯彻落实中共中央、国务院印发的《"健康中国2030"规划纲要》的关键举措，是坚守"立德树人"初心，培育"德技并修"人才的重要途径，同时也是保障师生生命安全，提升社会应急救护能力，提高全民健康素养的有效抓手。为提升全民安全防范意识、应急处置和自救互救能力，推进急救教育与德、智、体、美、劳"五育"有机融合，编写团队组织编写了本书。

　　本书共分为五篇。第一篇"以德立身"，本篇重在教育引导新时代青年大学生，学好急救知识、掌握急救技能，让急救成为危难时刻人与人之间最温暖的关爱。第二篇"以智赋能"，本篇通过心搏骤停急救、海姆立克急救、常见创伤急救、心理危机干预、传统急症疗法等急救知识学习，旨在帮助学生熟悉并掌握急救技能，提升应急处置能力。第三篇"以体保健"，本篇坚持以体育教育赋能急救教育，引导学生科学运动、守护健康。第四篇"以美育心"，本篇通过先锋引领、文化浸润、品牌传承、法制护航等内容的学习，引导学生学习典型、效仿榜样、见贤思齐、向美而行。第五篇"以劳践行"，本篇重在教育引导学生更好地服务社会、服务家庭、服务人民，勇担时代健康先锋，实现知行合一、以行促知。

本书突出数字技术的应用，读者可以通过扫描二维码观看相关的教学视频、案例等拓展资料，增强了知识的趣味性，拓宽了内容的延展性，也提升了学习的便捷性。

在本书编写的过程中，编写团队查阅了大量资料，收集了典型案例，在此谨向各位原著作者们致以诚挚的谢意！尽管编者力臻完善，但本书难免存在疏漏之处，敬请各位学者、专家和同仁批评指正。

编　者

2024年5月

目 录

第四篇 以美育心——见贤思齐，向美而行

第五篇 以劳践行——知行合一，以行促知

第一篇　以德立身

——积善成德，厚德载物

朱熹曰："德者，得也，行道而有得于心者也。"积善成德，厚德载物，是中华民族几千年来的道德尊崇，也是中华优秀传统文化卓尔不群、独树高标的精神标识。自古及今，无论是"勿以恶小而为之，勿以善小而不为"的道德要求，还是"修身、齐家、治国、平天下"的理想追求；无论是"己所不欲，勿施于人"的行为准则，还是"天下兴亡，匹夫有责"的家国大义，其中蕴含的都是对"德"的强调和重视。德乃立身之本，正可谓"国无德不兴，人无德不立"。医不在诩，有德则名。从"医祖"扁鹊、"巾帼医家第一人"义妁到"外科鼻祖"华佗、"医圣"张仲景，再到"药王"孙思邈、"药圣"李时珍，他们均以一生所学竭力为患者排忧解难、去除病痛，这是一种大德。急救更是救人于危难之中的善行义举，是人与人之间最温暖的关爱。养大德者方可成大业，作为新时代青年大学生，学好急救知识、掌握急救技能，在他人遇到危险的时候能够勇敢地出手相助，这不仅是一种责任担当，更是一种大德善举。"常行小善，必成大德"，只要我们每个人都点亮一盏明灯，那么我们的周围一定不会缺少光明。人人学急救，急救为人人，让我们一起行动起来！

第一节　守护生命的公民素养

> 仁者爱人，有礼者敬人。爱人者，人恒爱之；敬人者，人恒敬之。
>
> ——《孟子·离娄下》

党的二十大报告指出，"把保障人民健康放在优先发展的战略位置"。现代社会，影响人类健康的因素有很多，运动损伤、交通事故、心源性猝死等意外更是屡见不鲜。在专业急救力量到达之前，社会急救和公民自救、互救等及时有效的救援，可以最大限度地减少人员伤亡。急救教育是普及急救知识、掌握急救技能的必要路径。高校是人才培养的摇篮，大学生是高素质人群的代表，更应学习并掌握急救知识和技能，担好守护人民健康的健康中国"急先锋"。

读一读

党的十八大以来关于加强急救教育的相关政策文件

人民健康是民族昌盛和国家富强的重要标志，习近平总书记指出："人民的幸福生活，一个最重要的指标就是健康。健康是1，其它的都是后边的0，1没有了什么都没有了。"党和政府历来重视人民健康和卫生与健康工作，特别是党的十八大以来，人民健康被放在了优先发展的战略地位。党的十八届五中全会明确提出了健康中国建设。2016年8月，习近平总书记在全国卫生与健康大会上发表的重要讲话吹响了大力推动健康中国建设的号角。从2016年印发《"健康中国2030"规划纲要》到2019年出台《健康中国行动（2019—2030年）》，再到党的二十大，健康中国建设相关政策的制定和实施过程经历了提出核心目标、制定重点行动、聚焦系统工程三个阶段。

有效保障急救关系生命安全，加强急救能力建设是健康中国建设的题中应有之义。为构建科学有效的急救体系，更好地保障人民群众生命安全和身体健康，近年来，我国出台了一系列关于公民急救技能普及的相关政策和文件。2020年9月，国家卫生健康委员会、国家发展和改革委员会等九部委联合制定的《关于进一步完善院前医疗急救服务的指导意见》（国卫医发〔2020〕19号）提出，"要提升公众急救技能……积极开展中小学急救常识普及，推广高中生、大学生基本急救技能培训，有效提升全人群自救互救能力"。《教育部办公厅关于做好首批全国学校急救教育试点建设和管理工作的通知》（教体艺厅函〔2022〕2号）指出，"以提升学生健康素养为核心，以普及急救知识和技能为重点，以提高校园应急救护能力为目标……推动学校强化急救教育"。2023年3月，《教育部办公厅关于开展第二批全国学校急救教育试点工作的通知》（教体艺厅函〔2023〕11号）强调，将急救教育融入学校的日常课程体系，完善急救教学资源，配备足用、实用、适用的校园急救设施设备。

在此背景下，全国各省（市）也相继出台了应急救护相关文件，如北京市人民政府办公厅发布了《关于加强本市院前医疗急救管理体系建设的通知》，上海市人民政府办公厅发布了《进一步提升本市社区卫生服务能力的实施方案》，浙江省委省政府发布了《浙江省健康知识普及行动三年（2023—2025年）实施方案》等，围绕"院前急救教育""全民急救技能普及"等作出了相关部署和安排，形成了较为完善的急救政策体系。江苏省也不断加强急救教育，《"健康江苏2030"规划纲要》要求"大力提升全民自救互救能力"。2021年，江苏省教育厅、江苏省红十字会联合印发的《关于在全省学校开展"救在身边·校园守护"行动的通知》指出，加强急救教育是全省各大中小学面临的一项重要任务。

悟一悟

急救是一项关乎生命的重要技能，不仅能够在紧急情况下挽救生命，还可以减轻伤势并防止其进一步恶化。急救不仅是专业急救医护人员的责任，也是每个社会公民的必修课。人人学急救，急救为人人，这不仅是一种文明倡议，更应是全社会的共同行动，需要全社会共同努力。只有提高全民应急救护能力，才能更好地保障人民群众的身体健康和生命安全，营造"人人关心急救、人人懂得急救、人人参与急救"的良好社会氛围。

知识拓展

2024年5月28日，国家卫生健康委员会办公厅印发《中国公民健康素养——基本知识与技能（2024年版）》（又称"中国公民健康素养66条"），这是继2015年版后，时隔9年国家再次对"中国公民健康素养66条"进行修订，以进一步提升全民健康素养水平，助力健康中国建设。

新版"中国公民健康素养66条"聚焦我国居民应知、应会、应做的健康素养知识与技能，主要内容如下。①24条基本健康知识和理念，包括预防是促进健康最有效、最经济的手段；积极参加癌症筛查，及早发现癌症和癌前病变；关爱老年人，预防老年人跌倒，识别老年期痴呆等。②28条健康生活方式与行为，包括膳食要清淡，要少盐、少油、少糖，食用合格碘盐；重视和维护心理健康，遇到心理问题时应主动寻求帮助；每个人都可能出现焦虑和抑郁情绪，正确认识焦虑症和抑郁症等。③14条健康基本技能，包括科学管理家庭常用药物，会阅读药品标签和说明书；会测量脉搏、体重、体温和血压；遇到呼吸、心搏骤停的伤病员，会进行心肺复苏，学习使用自动体外除颤器（automated external defibrillator，AED）等。

谈一谈

结合所学内容，谈谈你对"人人学急救，急救为人人"这句话的理解。

读一读

不卖东西只教急救，20岁女孩摆摊3年免费教授300人

今年20岁的大三学生李俊娴是急救"地摊"的一名"摊主"，急救"地摊"是由河南省郑州市红十字法律工作志愿服务队队长、河南砥砺律师事务所律师冯海河发起的，这个地摊不卖东西，而是免费教授急救技能。

作为郑州市红十字法律工作志愿服务队的一名志愿者，李俊娴利用各种机会积极参加服务队宣传应急急救与法律保障知识的各种活动。为了能够更好地教授群众急救知识，她还专门考取了红十字会救护员证。她先后到社区、公园、商超、学校等开展宣传活动100余场次，带动上千人参与到学习急救技能的队伍当中。特别是在每年暑假期间，她都跟随郑州市红十字法律志愿服务队参与急救"地摊"志愿服务活动。在活动中，她把自己所掌握的急救技能，如心肺复苏的操作方法、气道异物梗阻的急救方法、海姆立克急救法、溺水的急救方法等耐心细致地传授给现场的每一位群众，赢得了大家的一致好评，她的大爱和奉献感动了现场群众和网友们，因此她被亲切地称为"地摊"公主。

今年是李俊娴坚持摆急救"地摊"的第3年，目前她已经成功教会了300余人急救知识和急救技能，其中让她印象深刻的是一位小男孩，正是因为在急救"地摊"中学习了气道异物梗阻的急救知识，这位男孩在家成功救助了意外被杏仁卡住喉咙的3岁弟弟，这件事也让李俊娴更加深切地感受到摆摊教授急救知识的意义所在。

此外，李俊娴还积极参与抗洪救灾、无偿献血等志愿服务活动，其事迹被《人民日报》、"学习强国"学习平台、河南电视台等多家媒体报道转载。

悟一悟

李俊娴用实际行动彰显了新时代大学生向上向善的精神风貌，用自己的善行义举书写了绚丽的青春答卷。当前，全民急救教育普及任重而道远，青年乃是其中的主力军。作为新时代的大学生，学会急救知识、掌握急救技能是我们的一堂健康"必修课"，"能救、会救、敢救"更是我们肩负的使命担当。让我们共同学习并熟练掌握急救知识和急救技能，为守护人民健康作出青春贡献。

知识拓展

习近平总书记在党的二十大报告中指出："广大青年要坚定不移听党话、跟党走，怀抱梦想又脚踏实地，敢想敢为又善作善成，立志做有理想、敢担当、能吃苦、肯奋斗的新时代好青年，让青春在全面建设社会主义现代化国家的火热实践中绽放绚丽之花。"有理想、敢担当、能吃苦、肯奋斗这"四条标准"，准确描摹了新时代好青年的"时代肖像"，也为广大青年成才指明了前进方向。

谈一谈

学习急救知识、掌握急救技能是拯救生命、守护健康的重要手段，请你结合实际谈谈开展急救教育的重要性。

读一读

老人倒地昏厥，"最美大学生"跪地做心肺复苏

2018年7月19日，锦州南站D11次列车到站，一位刚下火车的八旬老人突然倒地昏厥，工作人员通过车站的广播紧急寻找现场有急救经验的医护人员。此时，正在相邻站台候车的一位医学院校学生丁慧听到广播后立即奔跑过来，与周边人员作了简短交

流后，她都没来得及取下身上的双肩包，便将手上的手机和车票扔在地上，跪下为老人实施心肺复苏，边抢救边呼唤"爷爷，醒醒！爷爷，坚持住！"她一直对老人实施胸外心脏按压、人工呼吸，直到老人能自主呼吸，她仍旧细心地为老人清理口鼻处的污秽物，安慰老人及其家属，等待"120"急救人员的到来。经过4分钟的抢救，她成功地将老人从死神手中抢了回来，却错过了回家的列车。

"我爸嘴上都是呕吐物，小姑娘一点都没犹豫就做人工呼吸"，老人儿子崔先生说。当时他询问女孩的姓名和电话，都被丁慧婉拒了，他看女孩因为救人错过了车，把钱包里的近2000元现金一次次地塞过去，女孩都没收，当晚他通过车站才知道女孩叫丁慧。"如果老人没有救活，你不怕被讹吗？""给老人做人工呼吸，你不嫌脏吗？""事情过去后有没有后怕过？"……面对这些采访，丁慧的回答轻描淡写："当时情况紧急，我可没时间想这些，一心就想把人救活。如果再遇到这样的事情，我还是会选择救人，这是我作为一名医学生应该做的。"

没有会不会被讹的瞻前顾后，没有对一身秽物的老人的任何嫌弃，丁慧发自内心、不经意间的一个举动，恰恰是她助人为乐、无私奉献精神品格的彰显，她被网友誉为"最美大学生"，获评"第七届全国道德模范提名奖""新时代向上向善辽宁好青年""辽宁省道德模范"等多项荣誉。丁慧获奖后说："我要以荣誉为鞭策，学好专业本领，练好专业技能，坚守医护人员初心，今后能为更多的人服务，不辱白衣天使使命。"

悟一悟

勇敢，以善良之心；勇敢，以责任之重。丁慧同学临危不惧、果断处置急症病患的见义勇为之行，源自她发自心底对善良的坚持，源自她想要"成为一名合格医务工作者"的责任担当。在老人命悬一线时，丁慧同学挺身而出、英勇救人，有担当、有作为、有勇气。她熟练运用所学急救知识对老人进行心肺复苏，对抢救起到了至关重要的作用，充分彰显了当代大学生的责任与担当，也是积极践行社会主义核心价值观、弘扬中华民族传统美德的生动体现。

知识拓展

见义勇为，出自《论语·为政》："见义不为，无勇也。"其意思就是见到应该做的事而不去做，就是没有勇气。《现代汉语词典》（第七版）对见义勇为的定义是："看到正义的事情奋勇地去做。"见义勇为行为应当具有以下三个方面的法律特征：一是见义勇为的主体是非负有法定职责或者义务的自然人；二是见义勇为所保护的客体是国家、集体利益或者他人的人身、财产安全；三是见义勇为的客观方面，表现为在国家、集体利益或者他人的人身、财产遭受正在进行的侵害的时候，义无反顾地与危害行为或者自然灾害进行斗争的行为。

谈一谈

如果遇到别人突发危险，你会怎么做？

第二节 传承千年的传统美德

天下万事，莫不成于才，莫不统于德。

——吴鞠通《医医病书》

在五千多年的中华文明发展史中，中华优秀传统文化所体现的讲仁爱、重民本、守诚信、崇正义、尚和合、求大同的精神理念，是中华优秀传统文化和传统美德的精髓，其中所蕴含的悲天悯人、乐善好施、助人为乐、尊老爱幼等传统美德，更成为一代代中华儿女自觉遵守的道德准则和行为规范，为中华民族生生不息、薪火相传提供了重要精神力量。中医药文化是优秀传统文化中的瑰宝，自古以来医者就把悬壶济世、救死扶伤作为职业追求，更把"医乃仁术，无德不立"作为从医者的道德要求。

读一读

心系百姓、济世救民的苏东坡

苏轼（1037—1101年），字子瞻、和仲，号铁冠道人、东坡居士，世称苏东坡、苏仙，眉州眉山（今四川省眉山市）人，祖籍河北栾城，北宋著名文学家、书法家、画家，历史治水名人，在医学、养生方面也广有建树，有医学专著《苏学士方》，后人将其与沈括所著《良方》合刊，称作《苏沈良方》。

苏东坡是我国北宋时期的文坛巨擘，文章、诗词、书法等无所不精，造诣高深，但却很少有人知道他在医学领域也颇有建树。

宋代官方对医学颇为重视，设立了太平惠民和剂局。宋代文人士大夫习医蔚然成风，儒而知医成为一种时尚，"以至于无儒不通医"，甚至形成了宋代文士通医现象。苏东坡钻研中医药，不仅受当时社会风气影响，还因他屡受贬黜流离，深知医药短缺，实为百姓至苦。他闲暇时常与友人切磋医药知识，结交名医，搜罗当地名方验方，以待来日应用。

北宋元丰年间，苏东坡被贬黄州，在与好友巢元修闲聊时，无意得知对方有个家传秘方"圣散子方"，他软磨硬泡，最终从好友处寻得秘方。得到药方后，他很快就用该方来救人。元祐四年，苏东坡二任杭州知州时，城中暴发瘟疫，疾病横行，此前他抄录的"圣散子方"成为救世良方。他命人依照"圣散子方"煎煮药汤分发给杭城民众，不管男女老少、贫富贵贱无偿服用，最终战胜了瘟疫。苏东坡事后在《圣散子后叙》中记载了该方的疗效："得此药全活者，不可胜数。"

熟读医书的苏东坡深知瘟疫的传染性，认为杭州是水陆之会，输入病例一多，传染性就大，确诊病例死亡的概率也会随着增大。于是他向社会募捐了两千余缗，并拿出家中的积蓄五十两黄金，建了一个"安乐坊"，专门收治患有瘟疫的百姓。

"安乐坊"在疫情期间，由苏东坡指派的寺院的僧人进行管理，他还聘请了医生每天到"安乐坊"坐诊，根据患者的病情轻重分开隔离治疗，有效地阻止了疫情的蔓延。在苏东坡任职期间，这里共医治了几千位患者，对患者施粥用药，精心疗治，受到广大百姓的赞扬，也引起了北宋朝廷的重视。苏东坡在当时特定条件下创办起的病坊，实是杭州地区最早的医院雏形。《续资治通鉴长编》对此仁政专门进行了记载："作饘粥，药饵，遣吏挟医，分方治病，活者甚众。"

悟一悟

苏东坡一生勤政爱民、心系百姓，凡是与百姓福祉有关的事情，他都会全力以赴。虽然一生遭遇多次贬谪，但他依然以积极乐观的态度生活，并且心中始终装着百姓，以自己的实际行动践行儒家仁爱精神，可谓"造次必于是，颠沛必于是"。苏东坡在医药学上也作出了重要贡献，特别是他的仁心仁术和胸怀天下黎民苍生之精神，迄今仍闪烁着崇高的道德光辉，被后人铭记。

知识拓展

太平惠民和剂局是宋代政府官方创办的一种买卖药材的机构。宋代对药材多施行官卖，11世纪后期在京城设立了太医局卖药所，制造并出售丸、散、膏、丹和药酒。此后，几经改名，而且在不少省、州、县也相继设立。当时把制剂药物的部分称为"修合药所"或"和剂局"，把出售药物的部分称为卖药所或"惠民局"，或"太平惠民局"。

谈一谈

《论语》有云："君子无终食之间违仁，造次必于是，颠沛必于是。"结合苏东坡的一生，谈谈你对这句话的理解。

读一读

尚德恤民、治病救人的吴鞠通

吴塘（1758—1836年），字鞠通，江苏淮阴人，晚清著名的温病学家，著有《温病条辨》《医医病书》《吴鞠通医案》等书，其中《温病条辨》是其医术代表作，《医医病书》是其对医者职业道德和行为规范的匡正之作，其中对时医的不良行为进行了批判，对医家的医德和医术进行了规范。

除夕是农历一年中的最后一天，是中国的传统节日。中国人在除夕晚上有"守岁"的风俗，晚饭后大家不睡觉，聚在一起，守候着旧的一年结束，新的一年到来。

这天，正是除夕家家团圆的时候，突然有人敲门，想请吴鞠通看病。吴鞠通家里人听了为难地说："这都年三十晚上了，初二再看吧。"古人讲究，大年初一是大吉大利的日子，为了求得一年的吉利，在这一天，不吉利的话不说，不吉利的事不做，一般也不出远门。

可是求诊者仍然站在门口恳求。正好吴鞠通出来，问清楚怎么回事后，他皱皱眉头说："这看病怎么能等呢？"便上前询问，原来是此人家中的老母亲咳喘发作，病情比较危急，而且他母亲年事已高，行动不方便，这才上门求医。吴鞠通听后便立刻拿起药箱跟着来人去诊病了。在吴鞠通看来，医家看病是不能等的，治病祛痛是医生的天职。

还有一年大年初一，吴鞠通家祭祖之后，正准备用饭，有一位杜老汉匆匆进门说："给吴先生全家拜年……"吴鞠通立刻站起来招呼杜老汉一起吃饭。老汉急忙摆手说："我吃过了，您先吃，我在外面等您。"吴鞠通说："什么事您说吧。"这杜老汉虽然不识几个字，但却很懂事，这大过年的不能在人家说病字，不吉利。故杜老汉仍说："不，我等您吃完饭，到外面说吧。"吴鞠通一听就猜到怎么回事了，便跟着杜老汉出去细问缘由。原来是杜老汉家八岁的儿子生病了，早上起来头热得烫手，怕热出毛病，所以请吴鞠通给看看。当吴鞠通听说孩子现在正在他的舅舅家时，便直奔东边孩子舅舅家，忙着为孩子看诊，看完之后说："是小儿感冒，不用紧张，喝上一剂药就可以了。"第二天，孩子舅舅特来告知："服药之后热已经退了，谢谢先生了。"吴鞠通摆摆手说："一点小事，不要客气。"

吴鞠通就是这样一位医德高尚的大医，一心为患者着想，不管除夕还是初一，一切以患者为先。在吴鞠通看来，医生必须具备两个条件，即"神"和"圣"，否则就不能做一个医生。所谓"神"，就是有高超的医术，而"圣"，则是像"圣贤"那样有高尚的医德。

悟一悟

吴鞠通在其著作《医医病书》附三"医德论"中指出："天下万事，莫不成于才，莫不统于德。"德的根源在于人的良心。有德之人，必定有着一颗不忍心看到他人受难的恻隐之心。恻隐之心，则是儒家仁爱观念的发端。医乃仁术，就是发端于人的这种与生俱来的善良本心。医者有一颗善良之心，看到别人遭受病痛的折磨，就会油然而生恻隐同情之心，也就产生了努力精研医学和治病救人的强烈内在驱动。所以，对于医者而言，医德显得尤为重要。

知识拓展

《医医病书》的书名意思是"治治医生中的流俗之病"。吴鞠通之所以创作该书，是因为其在完成《温病条辨》之后，已成为京城名医，远近求诊者络绎不绝。随着阅历增长，其医术也日臻精纯，对社会上各种流弊的认识也日渐深刻。特别是时医、俗医之弊病，如杀人以求利、不学无术、囿于己见、认识偏差等均使得医学不能昌明。所以，吴鞠通认为很有必要写一本书来纠正此等弊病。

谈一谈

结合吴鞠通的《医医病书》，请你谈谈作为一名医务工作者应如何处理好"德"与"才"的关系？

读一读

救死扶伤、心系祖国的林巧稚

林巧稚（1901—1983年），是中华人民共和国第一位女院士、中国妇产科学的主要开拓者之一，她终身献身于医学事业，有着丰富的临床经验、深刻敏锐的观察力，对妇产科疾病的诊断和处理有高超的本领和独到的见解。在60年的从医生涯中，林巧稚接生了5万多名婴儿，被尊称为"万婴之母"。

1921年夏，林巧稚到上海报考北京协和医学院。考试时，一位女同学突然晕倒了，林巧稚毅然放下未完成的试卷去照顾这位同学。然而，当她回到考场时，考试已经结束了。那一年，在150名来自全国各地的优秀考生中，北京协和医学院只录取25名，林巧稚因为试卷没有答完，对考试结果已经不抱任何希望。然而万万没有想到，一个月后，她还是意外地收到了录取通知书！

原来，当天在考场默默注视林巧稚的考官，发现她具备优秀医生应该具备的优良品质：第一，会一口流利的英语，这对在北京协和医学院学习至关重要；第二，处理突发事件沉着、果断、有序，这是一名医生不可缺少的素质；第三，她的考试总成绩并不低。考场之外，她舍考救人的精神感动了主考官，于是他将林巧稚的表现写成报告附在试卷后面一同上交，最终林巧稚被院方破格录取。

林巧稚十分善良，但她的善良是建立在其深厚的爱国主义基础之上，她在广施善行的同时，亦有着自己的立场与坚持。1948年，因战争关闭7年的协和医院复院，林巧稚回到协和医院，主导重建了经过战争洗劫只剩下几张病床的妇产科。中华人民共和国成立前夕，面对复杂的时局，她果断拒绝了家人向她提出的前往美国的建议，并表示："我是中国大夫，科学家不能没有祖国。我和我的事业将与祖国共存！"1949年，林巧稚收到了开国大典的观礼邀请函，但林巧稚选择留在医院。安静的产房里可以听到天安门广场上的欢呼声和口号声，林巧稚和患者一起度过了本应在天安门观看开国大典的时光。

林巧稚家里的电话一直放在床头，医院有危重的患者，她就整夜地守着电话等消息。她曾说过，"我的唯一伴侣就是床头那部电话，我随时随地都是值班医生"。年逾古稀，她开始忘事，经常忘记说过的话和安排过的事情，东西也会忘记放在哪里了，但只要涉及患者，却又记得比谁都清楚。

1983年4月22日，林巧稚去世。弥留之际，她仿佛又回到了紧张的手术台前，喊道："快拿来！产钳、产钳……"护士拿来一个东西塞在她手里，几分钟后，她的脸上露出了平静安详的微笑，"又是一个胖娃娃，一晚上接生了3个，真真好！"这便是她临终前的最后一句话。

悟一悟

1921年，20岁的林巧稚因同伴在考场中暑晕倒而放下手中的笔投入急救，导致考卷没做完。就在她沮丧地以为梦想落空时，却收到了北京协和医学院的录取通知书。监考官给出的推荐理由中有一点指出：在个人利益和社会救助发生矛盾时，该考生能够毫不犹豫投身到救助活动中去，已经具备了良好的医德。能够作出这样的选择，与林巧稚身上具有的救死扶伤的医者仁心、勇于担当的济世情怀、精益求精的职业操守分不开。也正因为此，她才会用一生关爱中国妇女儿童的健康，也用自己的一生，书写了对生命的关爱，铭刻对医德的坚守。

知识拓展

1901年，林巧稚出生于福建厦门鼓浪屿。5岁时，林巧稚的母亲因患妇科肿瘤病故。她从小就在心中树立了一个理想：怀着平凡的爱做平凡的事。为了打破女性不能拿手术刀的偏见，为了那些对妇产科疾病一无所知的中国妇女，她毅然选择了那时被许多人看不起的妇产科。孕妇临产的时候，林巧稚总是握着她们的手，帮她们擦去脸上的汗珠。而就是这一握手、一擦汗，让患者信任她、信赖她。数十年后，林巧稚已成为国内妇产科首屈一指的专家，而她仍会握着产妇的手，给她们擦汗。她用自己的行动完美地阐释了她一生的理想信念——做人民的好医生。

谈一谈

假设你在同时面临亟待救援的昏迷患者和一场重要的考试时，你会如何做？

第三节　大医精诚的至善追求

凡大医治病，必当安神定志，无欲无求，先发大慈恻隐之心，誓愿普救含灵之苦。

——孙思邈《大医精诚》

何为医者？清代叶天士《临证指南医案·华序》中这样说："良医处世，不矜名，不计利，此其立德也；挽回造化，立起沉疴，此其立功也；阐发蕴奥，聿著方书，此其立言也。一艺而三善咸备，医道之有关于世，岂不重且大耶？"其意是指，良医为人处世，不为自己崇高的名望而骄傲，不计较私利的得失，这就是立德；挽救天地所创造化育的患者生命，使危重之病迅速痊愈，这就是立功；阐发医学深奥精微的道理，撰写医药著作，这就是立言。作为一名医者，应将大医精诚作为毕生的至善追求。

读一读

人工呼吸首创者——医圣张仲景

张机（公元150—154年至公元215—219年），字仲景，南阳涅阳县（今河南省邓州市穰东镇张寨村）人。东汉末年医学家，被后人尊称为"医圣"。

张仲景从小就笃实好学，博览群书，并且酷爱医学。他从史书上看到扁鹊望诊齐桓侯的故事，对扁鹊高超的医术非常钦佩。他10岁左右时，就拜同郡医生张伯祖为师，学习医术。张仲景尽管医术高明，远近闻名，但他遵照其师父"勤求古训，博采众方"的教诲，不仅认真学习和总结前人的理论经验，仔细研读《素问》《灵枢》《难经》《阴阳大论》《胎胪药录》等古代医书，还广泛搜集古今治病的有效方药，甚至民间验方也尽力搜集。经过几十年的奋斗，张仲景收集了大量资料，包括他个人在临床实践中的经验，写出了传世巨著《伤寒杂病论》（又名《伤寒卒病论》）十六卷。

《伤寒杂病论》是一部临床实践性极高的论著，张仲景是扶危救济的集大成者。他继承和发扬了《黄帝内经》的六经辨证思想，创造性地确立了有关中医治疗急危重症的"辨证论治"原则，活人无数。

相传有一次，张仲景外出，见许多人围着一个躺在地上的人叹息，有几个妇女在悲惨地啼哭。他一打听，知道那人因和家里人闹矛盾就上吊自杀，被人们发现救下来时已经不能动弹了。张仲景得知距上吊的时间不太长，便大声吩咐大家帮忙，把"死者"抬到木板上，然后盖上棉被保持温暖。一人两脚抵住"死者"双肩，双手挽其发，向后牵引保持气道通畅，另一人按摩患者四肢，张仲景将手按在他的胸腹部，反复按压。一段时间后，"死者"竟然有了微弱的呼吸。张仲景吩咐不要停止动作，继续这样好几十次之后，患者终于醒了过来。这就是最初的人工呼吸法。

悟一悟

张仲景的悬壶济世之道，是基于他良好的医术和品德修养的结果。他致力于救治病患，以他独特而深入的医学知识和经验帮助人们缓解疾病和痛苦。他的医术不仅令人敬佩，更是后来医学发展的重要基石。因此，他当之无愧地被尊称为"医圣"。

知识拓展

对于呼吸骤停者施行人工呼吸急救，在约两千年前东汉医学家张仲景的《金匮要略》里已有记载，当时是用于急救自缢窒息而体温尚存者。《金匮要略》杂疗方第二十三记载："徐徐抱解，不得截绳，上下安被卧之。一人以脚踏其两肩，手少挽其发，常弦弦勿纵之。一人以手按据胸上，数动之。一人摩捋臂胫，屈伸之。若已僵，但渐渐强屈之，并按其腹。如此一炊顷，气从口出，呼吸眼开而犹引按莫置，亦勿劳苦之。须臾，可少桂汤及粥清含于之，令濡喉，渐渐能咽，乃稍止。"

谈一谈

张仲景在诊病和学习时遇到一丝一毫的疑问，即"考校以求验"，绝不放过，一定要弄清楚是怎么回事。对此谈谈你的认识。

读一读

急救圣手葛洪

葛洪（公元283—363年），字稚川，自号抱朴子，丹阳句容（今江苏省句容县）人，晋代著名医药家、道教养生家和炼丹家，拜郑隐、鲍靓为师，以其行医独到、善用怪药，被世人尊称为"小仙翁"。葛洪一生著述颇丰，据史籍记载，葛洪的医学著作有《玉函方》100卷、《神仙服食方》10卷、《服食方》4卷等，可惜均已散佚。流传至今的主要是《抱朴子》和《肘后备急方》。

葛洪精晓医学和药物学。为了普及医药知识，方便百姓诊疗疾病，葛洪完成了百卷著作《玉函方》。由于卷帙浩繁，难于携带检索，便将其摘要简编成《肘后备急方》3卷，使医者便于携带，以应临床急救检索之需，故此书堪称中医史上第一部临床急救手册。

《肘后备急方》，又称《肘后救卒方》《肘后方》，书名的意思是可以常常备在肘后（带在身边）的应急书，是应当随身常备的实用书籍。该书收载药物约350种，最早记载了青蒿抗疟，为后世抗疟药物的开发奠定了可靠的基石。葛洪还详细记录了多种常见病证的简便疗法和急救疗法，如他创立的人工呼吸法、洗胃术、救溺倒水法等，至今仍为现代医学所借鉴。这些技术的创新，不仅大大提高了当时急症的治疗效果，拯救了无数患者的生命，而且对后世医学发展产生了深远的影响。

悟一悟

葛洪一生潜心于医学研究，他的生平经历与事迹不仅展现了他卓越的医学才能和深厚的道学造诣，更为中医发展带来了深远的影响。葛洪的医学思想和实践为中医的发展注入了新的活力，使中医文化在历史的长河中熠熠生辉。

知识拓展

葛洪是古代预防医学的先驱。《肘后备急方》一书中记述了一种叫"尸注"的病，说这种病会互相传染，并且千变万化。葛洪描述的这种病，就是现在我们所说的结核病。他是我国最早观察和记载结核病的医药家。

《肘后备急方》中还记载了一种犬咬人引起的病证，即狂犬病。人被疯犬咬了，非常痛苦，受不得一点刺激，甚至听到倒水的响声也会抽风，所以有人把狂犬病又叫作"恐水病"。在古时候，对这种病没有什么办法治疗。葛洪想到古代有以毒攻毒的办法，他把疯犬捕来杀死，取出脑子，敷在被咬人的伤口上。果然有的人没有再发病。葛洪对狂犬病能采取预防措施，称得上是免疫学的先驱。欧洲的免疫学是从法国的巴斯德开始的，比葛洪晚了1000多年。

谈一谈

结合故事，请你谈谈葛洪对现代急救技术有哪些重要影响。

读一读

她以身试药，用一株小草改变了世界——诺贝尔生理学或医学奖获得者、共和国勋章获得者屠呦呦

屠呦呦，1930年12月出生，浙江宁波人，中国中医科学院终身研究员、青蒿素研究中心主任。屠呦呦于2015年荣获诺贝尔生理学或医学奖；2017年，荣获2016年度国家最高科学技术奖；2018年，被授予"改革先锋"称号；2019年，荣获"共和国勋章"。她60多年来致力于中医药研究实践，带领团队攻坚克难，研究发现了青蒿素，解决了抗疟治疗失效难题，为中医药科技创新和人类健康事业作出了重要贡献。

1969年1月，39岁的屠呦呦突然接到紧急任务：担任"523"项目课题组组长，研发抗疟新药。屠呦呦领导课题组从系统收集整理历代医籍、本草、民间方药入手，仅用3个月的时间，在收集2000余方药基础上，编写了以640种药物为主的《抗疟单验方集》，对其中的200多种中药开展实验研究，历经380多次失败，屠呦呦的目光锁定中药青蒿。在青蒿提取物实验药效不稳定的情况下，东晋葛洪所著《肘后备急方》中对青蒿截疟的记载——"青蒿一握，以水二升渍，绞取汁，尽服之"给了屠呦呦新的灵感。通过改用低沸点溶剂的提取方法，富集了青蒿的抗疟组分，屠呦呦团队终于得到了对疟疾抑制率达到100%的青蒿乙醚提取物。

1972年7月，屠呦呦和课题组的同事准备拿来进行人体测

试的是青蒿萃取液，编号191。为了保密，取名"91号"。此前，190次实验都失败了。在当时还没有关于药物安全性和临床效果评估程序的情况下，在自己身上进行实验是他们用中草药治疗疟疾获得信心的唯一办法。作为组长的屠呦呦，第一个站出来说："我是组长，我有责任第一个试药。"在医院严密监控下，一周的试药观察获得了让人惊喜的结果：没有发现这种乙醚中性提取物对人体有明显毒副作用。这一回，成功了！

青蒿素的研制成功，为全世界饱受疟疾困扰的患者带来福音。据世界卫生组织统计，现在全球每年有2亿多疟疾患者受益于青蒿素联合疗法，疟疾死亡人数从2000年的73.6万人稳步下降到2019年的40.9万人。青蒿素的发现挽救了全球数百万人的生命。

悟一悟

在没有先进实验设备、科研条件艰苦的情况下，屠呦呦带领团队攻坚克难，面对失败不退缩，终于成功完成科研任务。正如2015年感动中国人物颁奖词中所说："青蒿一握，水二升，浸渍了千多年，直到你出现。为了一个使命，执着于千百次实验。萃取出古老文化的精华，深深植入当代世界，帮人类渡过一劫。呦呦鹿鸣，食野之蒿。今有嘉宾，德音孔昭。"这段话不仅赞美了屠呦呦在科学研究上的成就，也表达了对她坚持不懈精神的敬意。

知识拓展

"青蒿素精神"是以屠呦呦研究员为代表的一代代中医药工作者的精神特质，其核心内容为胸怀祖国、敢于担当、团结协作、传承创新，情系苍生、淡泊名利，增强自信、勇攀高峰。这种精神不仅体现在屠呦呦的个人奋斗历程中，也体现在她与团队成员共同研发青蒿素的过程中。屠呦呦和她的团队在面对挑战时展现出的坚持不懈、勇于创新的精神，以及他们对科学研究的热情和对人类健康的深切关怀，都是"青蒿素精神"的具体体现。

谈一谈

请结合屠呦呦的故事，谈谈你对"大医精诚、止于至善"的理解。

第二篇　以智赋能

——一技在手，一生无忧

在急救与危机干预的广阔领域中，每一秒都至关重要，每一次行动都承载着生命的重量。本章汇集了心搏骤停急救、海姆立克急救、常见创伤急救、青少年心理危机干预及中医传统急症疗法五节内容，旨在构建一个全面、多维的急救知识体系，为守护生命提供坚实保障。

　　心搏骤停急救，是与时间赛跑的生死较量，每一分每一秒的迅速反应都是对生命尊严的捍卫；海姆立克急救，以其简单而有效的操作，成为挽救窒息患者的"生命之吻"；创伤急救，则教会我们在面对意外伤害时，如何冷静应对，有效控制伤情，为伤者争取宝贵的治疗时间。而青少年心理危机干预，则关注于那些看不见却同样致命的伤痛，它提醒我们，心灵的呵护与修复同样重要，是构建健康社会不可或缺的一环。最后，中医传统急症疗法，作为千年智慧的结晶，以其独特的理论体系和治疗方法，展现了在紧急情况下，传统医学如何与现代急救理念相融合，共同守护人类健康。

　　这五节内容，虽各有侧重，却共同构建了一个全面而深入的急救与危机干预体系。它们相互补充，相得益彰，共同体现了对生命全方位的关怀与尊重。一技在手，一生无忧，学会急救是一种积极的生活态度，更是能帮助自己，帮助身边人救命的本领。希望大家无论面对何种紧急情况，都能以知识为盾，以爱心为矛，勇敢地站出来，守护每一份珍贵的生命之光！

第一节　黄金四分钟——心搏骤停急救

2021年6月13日，在欧洲杯足球赛中，丹麦对芬兰一战出现了令人揪心的一幕。在比赛的第42分钟，丹麦队发出边线球，29岁的丹麦中场球星埃里克森得球回传队友之后，在没有任何身体接触的情况下突然倒在草地上。幸好，一场教科书般的心源性猝死急救立即展开。8秒后，队医飞驰抵达；37秒，携带急救设备的医务人员冲进场地；52秒，自动体外除颤仪（automatic external defibrillator，AED）设备抵达；96秒，医务人员开始实施心肺复苏，救援持续到8分8秒，救护车专用的担架抵达。12分44秒，医务人员将现场围起；13分12秒，埃里克森在医护人员及队友的护送下，由担架抬离场地；13分36秒，丹麦球员和医护人员紧紧围住埃里克森的担架，彼时埃里克森已经可以用呼吸机自主呼吸，离开球场后埃里克森由救护车火速送往医院。这场14分钟的紧急救护，堪称足球场上教科书般完美的抢救案例。生活中，意外和灾害随时可能发生，及时有效实施心肺复苏，往往是救命的关键。

想一想

1. 运动员埃里克森可能发生了什么？如何判断？
2. 如果你在校园里遇到类似情况，如何对伤员实施现场急救？

一、什么是心搏骤停，如何判断

据国家心血管病中心统计，我国每年因心搏骤停而猝死的人数高达54.5万人，平均每天约1500人死于心搏骤停，平均每分钟有1人因心搏骤停突然倒地。心搏骤停的生存率很低，院外猝死生存率不足5%。研究表明，越早采取心肺复苏，患者生存率越高，心搏骤停4分钟后，脑组织开始损伤，心搏骤停超过6分钟，患者存活率仅4%，心搏骤停超过10分钟，抢救成功率几乎为0。

心搏骤停是指心脏在严重致病因素作用下突然停搏，有效泵血功能消失，引起全身缺血、缺氧，尤其是脑组织遭受严重损害。心搏骤停后，心脏泵血功能丧失，循环停止，血氧浓度显著降低，全身组织器官缺血、缺氧，但体内各组织、脏器、系统对缺血、缺氧的耐受力有差异。中枢神经系统对缺血、缺氧的耐受力最差，因此最先受到损害的是脑组织。一般心搏骤停3～5秒，伤员即可出现头晕、黑矇；心搏骤停10秒左右可引起晕厥，随即意识丧失，可同时出现大小便失禁；心搏骤停20～30秒，呼吸可呈断续或无效呼吸状态，伴面色苍白或发绀；心搏骤停60秒左右可出现瞳孔散大；停搏4～6分钟，脑组织即可发生不可逆的损害，数分钟后即可从临床死亡过渡到生物学死亡。因此，伤员心搏骤停后4分钟内是抢救的黄金时间。

（一）心搏骤停的常见原因

心搏骤停的原因分为心源性和非心源性两类。

1. 心源性因素

（1）冠状动脉粥样硬化性心脏病（冠心病）：急性冠状动脉粥样硬化造成冠状动脉供血不足或心肌梗死，是引起成人心搏骤停的主要病因。由冠心病所致的心搏骤停，男女比例为（3～4）:1。

（2）心肌病变：原发性心肌病、重症心肌炎常并发室性心动过速或严重的房室传导阻滞，易导致心搏骤停。

（3）主动脉疾病：主动脉瘤破裂、夹层动脉瘤、主动脉发育异常等，均可造成心搏骤停。

2. 非心源性因素

（1）呼吸停止：阻塞性肺部疾病、肺栓塞及各种原因引起的窒息，由于气体交换中断，组织器官严重缺氧，可导致心搏骤停。

（2）严重的电解质紊乱和酸中毒可导致心搏骤停。

（3）药物中毒或过敏：洋地黄类、奎尼丁等药物的毒性反应可致严重的心律失常甚至引起心搏骤停。

（4）意外：电击或雷击的强电流通过心脏或头部，可致心搏骤停。溺水、麻醉和手术意外，以及惊吓、严重创伤等均可导致心搏骤停。

不论何种原因，最终都直接或间接影响心脏电活动和生理功能，或引起心肌收缩力减弱，心排血量降低，或引起冠状动脉灌注不足，或导致心律失常，成为导致心搏骤停的病理生理学基础。

（二）心搏骤停的表现及判断

1. 心搏骤停的临床表现 出现心搏骤停后，血流立即停止，脑血流量急剧减少，可引起明显的神经系统和循环系统症状。具体可表现为：①意识丧失。②听诊心音消失、血压测不出，脉搏摸不到。③无效呼吸或呼吸停止。④皮肤苍白或发绀。⑤瞳孔散大。

2. 心搏骤停的心电图表现 根据心脏活动情况和心电图表现，心搏骤停可分为以下3种类型。

（1）心室颤动：是心搏骤停最常见类型。心室肌发生极不规则、快速而不协调的颤动，心电图表现为QRS波群消失，代之以波形、振幅与频率极不规则的颤动波，频率为200～400次/分。

（2）心室停搏：是指心肌失去机械收缩能力，丧失排血功能。此时，心室没有电活动，心电图往往呈一条直线，或偶有P波。

（3）无脉性电活动：也称心电－机械分离，是指心脏有持续的电活动，但没有有效的机械收缩，丧失排血功能。心电图可表现不同种类的电活动，但往往测不到脉搏。

3. 心搏骤停的判断 判断心搏骤停时，最可靠的临床征象是意识丧失伴大动脉搏动消失、呼吸停止或无效；检查大动脉搏动时，成人通常检查颈动脉，婴儿检查肱动脉。

二、确定发生心搏骤停，如何急救

现场急救人员发现患者无意识、无呼吸（包括异常呼吸），应立即启动急救反应系统，寻求他人帮助，并迅速实施心肺复苏操作。心肺复苏的基本程序是C—A—B—D，C（compression）指胸外心脏按压、A（airway）指开放气道、B（breathing）指人工呼吸，D（defibrillation）指电除颤。具体步骤如下。

（一）评估环境、判断反应

在评估环境安全、做好自我防护的情况下，快速识别和判断心搏骤停。

1. 评估环境　现场救援的第一原则是确保自身安全。在眼睛看、耳朵听、鼻子闻等综合分析的基础上，评估环境是否安全。环境安全可以进入现场救人；若环境不安全，先解除不安全因素或使伤员脱离危险环境。

2. "轻拍重喊"判断伤员反应　本方法适用于成人及儿童，可轻拍伤员双肩，靠近耳边大声呼叫，通过观察伤员有无反应判断有无意识；婴儿通过拍击足底判断有无意识。

（二）判断呼吸、循环

同时判断大动脉搏动和呼吸。成人及儿童检查颈动脉，方法是：并拢右手示指和中指，从伤员的气管正中部位向旁滑移2～3cm，在胸锁乳突肌内侧轻触颈动脉搏动（图2-1）。婴儿可

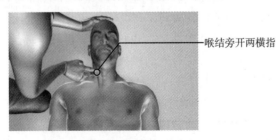

——喉结旁开两横指

图2-1　触摸颈动脉

检查肱动脉。在触摸大动脉搏动的同时，通过观察胸腹部起伏判断有无呼吸或是否为无效呼吸，时间控制在5～10秒。评估后如果不能触及大动脉搏动，呼吸停止或无效呼吸则立即实施心肺复苏（CPR）。非专业人员不要求判断颈动脉搏动，判断呼吸情况即可。

（三）启动急救反应系统

若伤员无反应需立即启动急救反应系统，请周围人员帮忙拨打"120"急救电话并获取AED。

（四）安置体位

置伤员于复苏体位，即仰卧于硬质平面上，头、颈部应与躯干保持在同一轴面上，将双上肢放置在身体两侧，解开衣服，暴露胸壁。急救人员位于伤员的一侧，近胸部部位。

（五）实施心肺复苏

1. 胸外心脏按压　胸外心脏按压是指用人工的方法挤压心脏产生血流，目的是为心脏、脑和其他重要器官提供血液灌注。

（1）按哪里：成人和儿童的按压部位在胸部正中，胸骨的下半部，两乳头连线中点处（图2-2）。婴儿按压部位在两乳头连线中点下一指处。

（2）怎么按：操作者两手交叉，十指相扣，掌根重叠，

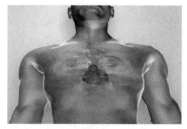

图2-2　按压位置

掌根部定位在伤员两乳头连线中点处，手指尽量上翘，防止按压时造成伤员肋骨损伤，按压者身体稍前倾，手臂绷直，腕、肘、肩呈一条直线，并与地面垂直。按压时以髋关节为支点，用上半身的力量垂直向下用力（图2-3）。

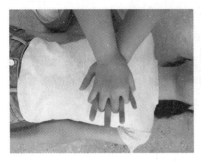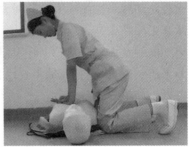

图2-3　按压姿势

（3）按多深：按压深度为伤员胸骨前后径1/3。成人5～6cm（图2-4），儿童约5cm，婴儿约4cm。

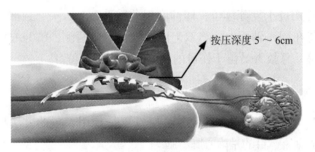

按压深度5～6cm

图2-4　按压深度

（4）按多快：成人、儿童、婴儿按压频率均为100～120次/分。

（5）按压和放松多久：按压和放松所需时间相等，要保证每次按压后胸部回弹到正常位置，按压者不能倚靠在伤员身上，且手掌根部不能离开胸壁。

（6）注意事项：尽量减少按压中断，或尽可能将中断控制在10秒以内。在连续给予30次按压后进入下一环节——开放气道。

扫一扫，"会"多一点：胸外心脏按压

2. **开放气道**　首先检查并清除口腔中分泌物、呕吐物、固体异物、义齿等，然后按照以下手法开放气道。

（1）仰头抬颌法：适用于没有头颈部创伤的伤员。方法是将左手小鱼际置于伤员前额，使头后仰，右手示指与中指置于下颌角处，抬起下颌，使下颌角和耳垂的连线与地面成一定角度，成人90°（图2-5），儿童60°，婴儿30°。

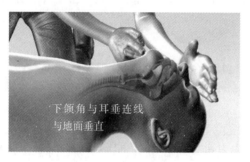

图2-5　仰头抬颌法

（2）托下颌法：适用于疑似有头颈部损伤的伤员，操作者站在伤员头部位置，肘部放置在伤员头部两侧，双手同时将伤员两侧下颌角托起，将下颌骨前移，使其头后仰。

3. **人工呼吸**　如果伤员没有呼吸或无效呼吸，应立即做口对口（鼻）人工呼吸。

（1）口对口人工呼吸：施救者用按于前额一手的拇指和示指，捏紧伤员鼻孔，另一手在下颌角处。施救者张开口紧贴伤员口部，缓慢吹气2次，每次吹气至伤员胸部上抬后，即与伤员口部脱离，同时放松捏紧伤员鼻部的手指。每次通气应维持1秒左右，通气潮气量为400～600ml，使胸廓明显隆起，保证有足够的气体进入肺部（图2-6）。

（2）口对鼻人工呼吸：当伤员有口周外伤或牙关紧闭、张口困难时可用口对鼻呼吸，吹气时要使上下唇合拢。

单人复苏时，成人、儿童和婴儿胸外心脏按压和人工呼吸的

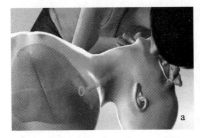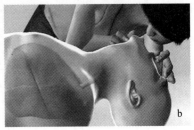

a.吹入气体，肺扩张，胸廓隆起；b.停止吹气，胸壁自行回缩，呼出气体。

图2-6 人工呼吸

比例为30：2；有2名救护人员配合施救时，成人比例仍为30：2，儿童和婴儿比例为15：2。持续完成5个循环或2分钟后对伤员进行评估。

4. **电除颤** 引起心搏骤停最常见的致命心律失常类型是心室颤动，而心室颤动可在数分钟内转为心搏骤停，尽早快速除颤是抢救心搏骤停中关键的一环。除颤成功的可能性随着时间的流逝而减少或消失，除颤每延迟1分钟，复苏成功率将下降7%～10%。其治疗最有效的手段是电除颤。AED是一种便携式医疗设备，它可以诊断特定的心律失常，并且给予电击除颤，是可被非专业人员使用的用于抢救心源性猝死伤员的医疗设备。AED一旦到达现场，应立即打开AED，准备除颤。

AED的使用包括以下6个步骤。

（1）打开电源开关，按语音提示操作。

（2）AED电极片安置部位：按照图示，一个电极安放在左腋前线第五肋间外侧，另一个电极放置于胸骨右缘、锁骨之下。

（3）AED分析心律时，救护员应语言告知周边人员不要接触伤员。

（4）AED发出除颤信息并处于充电时，救护员需再次确定所有人员未接触伤员。

（5）橘黄色除颤按钮灯闪烁时，救护员按下"除颤"键。电极片在除颤后无须去除，直至送到医院。

（6）AED每2分钟自动分析一次心律，救护员可根据语音提示决定下一步操作。

（六）判断复苏效果

1. **神志** 复苏有效时，可见伤员有眼球运动，睫毛反射与对光反射出现，甚至手足开始抽动，发出呻吟等。

2. **面色及口唇** 复苏有效时，可见面色及口唇由发绀转为红润。如若变为灰白，则说明复苏无效。

3. **颈动脉搏动** 按压有效时，每一次按压可以产生一次搏动，若停止按压，搏动亦消失，此时应继续进行胸外心脏按压。若停止按压后，脉搏仍然存在，说明伤员已恢复心搏。

4. **瞳孔** 复苏有效时，可见瞳孔由大变小，同时出现对光反应。若瞳孔由小变大、固定，则说明复苏无效。

5. **自主呼吸出现** 伤员出现较强的自主呼吸，说明复苏有效，但如果自主呼吸微弱，仍应坚持人工辅助呼吸。

（七）实施心肺复苏的注意事项

1. **按压者的更换** 有多个按压者时，可每2分钟更换一次，换人应在5秒内完成，尽量减少按压中断的时间，对于没有高级气道接受心肺复苏的心搏骤停伤员，要提高胸外心脏按压在整个复苏中的比例，目标为至少60%。

2. **预防胃胀气** 为防止胃胀气发生，吹气时间要长，气流速度要慢，从而降低最大吸气压。如果伤员已发生胃胀气，施救者可用手轻按上腹部，以利于胃内气体的排出，如有反流或呕吐，要将伤员头部偏向一侧防止呕吐物误吸。也可放置鼻胃管，抽出胃内气体。

3. **现场心肺复苏的终止指征**

（1）伤员恢复有效的自主循环和自主呼吸。

（2）由更专业的生命支持抢救小组接手。

（3）医生确认伤员已死亡，临床死亡判断标准如下：

1）伤员对任何刺激无反应。

2）无自主呼吸。

3）无循环特征，无脉搏，血压测不出。

4）心肺复苏30分钟后心脏自主循环仍未恢复，心电图呈一条直线（3个以上导联）。

（4）施救者如果继续复苏将对自身安全产生威胁或将其他人员置于危险境地。

三、不同原因造成心搏骤停，处理方法是否相同

（一）溺水

处理溺水导致心搏骤停的伤员时，不需要对伤员进行控水处理，应立即按照A—B—C的急救顺序，即先清除口鼻腔异物，开放气道，然后给予2～5次人工呼吸，再进行胸外心脏按压。按压和呼吸比例仍然按照30：2进行。AED到达现场后，需注意伤员身上的水会导电，进而影响除颤效果，在贴电极片前需先擦干水分。

（二）触电

处理触电导致心搏骤停的伤员时，首先需将伤员迅速脱离电源，在尚未切断电源时，救护员切勿用手直接接触伤员，最简单的方法是关闭电源总闸，如果无法切断电源开关，也可以用绝缘的木棒、竹竿等挑开电线，或者用绝缘的钳子、带有干燥木柄的斧头将电线切断。脱离电源后，立即检查伤员情况，如果心搏和呼吸已停止，即刻采取心肺复苏，并同时拨打"120"急救电话。

"做一做"，知考点：心搏骤停急救

试一试

对照流程图（图2-7），练习单人现场心肺复苏。

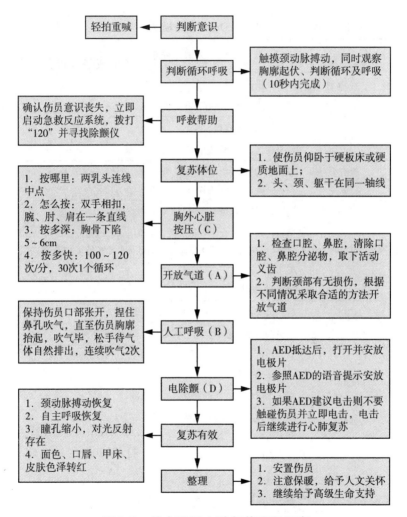

图2-7 单人现场心肺复苏流程示意

考一考

针对无颈椎损伤的成人单人CPR+AED评分标准见表2-1。

表2-1　成人单人CPR+AED（无颈椎损伤，操作时间：5分钟）

序号	项目	技术标准	分值
1	观察环境，做好防护	观察并报告环境安全	2
		戴手套或口述已做好自我防护	2
2	判断意识	双手轻拍伤员双肩	2
		俯身在伤员两侧耳边高声呼叫	2
3	检查循环及呼吸	触摸颈动脉搏动，同时用"听、看、感觉"的方法检查伤员呼吸，时间控制在5～10秒	4
4	迅速呼救	"快来人呀，这里有人晕倒了，我是救护员"	2
		"请这位先生（女士）帮忙拨打急救电话，打完告诉我" "请这位先生（女士）把附近的自动体外除颤器（AED）取来"	2
		"会救护的请过来帮忙"	2
5	复苏体位	将伤员安置在坚硬的地面上或硬板床上	2
		伤员头、颈、躯干在同一轴面上，双手放身体两侧	2
6	胸外心脏按压	解开伤员衣服，将一只手的掌根放在伤员胸部正中、两乳头连线水平（胸骨下半部）	2
		双手十指相扣，掌根重叠，手指翘起	2
		双上肢伸直，上半身前倾，以髋关节为支点，用上半身的力量垂直向下按压	2
		按压深度5～6cm	4
		按压频率100～120次/分	4
		每次按压后，确保胸廓完全回复原状	4

续 表

序号	项目	技术标准	分值
7	开放气道	观察伤员口腔、鼻腔内是否有异物。报告有异物,侧头将异物取出	2
		打开呼吸膜并放好,左手小鱼际(小指侧的掌侧缘)压住伤员前额,右手示指、中指并拢,托住伤员下颌	2
		轻轻将气道打开,使其下颌角与耳垂连线垂直于地面(成90°)	4
8	人工呼吸	张大嘴,包严伤员口唇	4
		捏紧鼻翼,吹气约1秒,同时观察伤员胸腹部,可见胸廓隆起	4
		抬头换气,松鼻翼	4
		按上述标准吹第二口气	4
9	按压吹气比	每按压30次,进行2次人工呼吸,即为1组	4
10	AED使用	开始使用AED	2
		打开AED电源开关,按照AED显示屏上的图示将电极片紧贴于伤员裸露的胸部	4
		AED分析心律,语言示意周围人不要接触伤员	4
		得到除颤指示后,等待AED充电,确保所有人员未接触伤员,准备除颤	4
		按键钮进行电击除颤	4
11	继续心肺复苏	电击除颤后,立即开始实施5组心肺复苏	4
		AED第二次分析心律,并报告"不建议电击,如有必要请继续进行心肺复苏"	4
12	评估呼吸和循环	救护员左手小鱼际压住伤员前额,右手示指、中指并拢触摸其颈动脉搏动,同时用"听、看、感觉"的方法检查伤员呼吸,时间约10秒,报告伤员恢复自主呼吸和心搏,心肺复苏成功	4
13	复苏后护理	整理伤员衣服,做好人文关怀,报告操作完毕	2

第二节　生命的拥抱——海姆立克急救

案例一　2019年1月3日，广西壮族自治区玉林市容县某小区一6岁男孩吃花生呛住导致窒息，孩子妈妈将其倒挂在身上试图将花生排出，但很遗憾没有成功，最终孩子送到医院的时候已经没有心搏和呼吸，经过一小时抢救孩子未能恢复心搏呼吸不幸身亡。

案例二　2024年5月15日，浙江绍兴，一男孩被冰块卡住喉咙，同行女生用海姆立克急救法施救，仅用6秒让男孩成功吐出冰块，成功脱险。

案例一

案例二

想一想

1. 这两个案例给你带来什么体会？
2. 什么是海姆立克急救法？
3. 为什么要使用海姆立克急救法？
4. 如何实施海姆立克急救法？

一、什么是海姆立克急救法

海姆立克急救法是一种运用于气道异物梗阻的快速急救手法。该急救手法是利用冲击腹部——膈肌下软组织，产生向上的压力，压迫两肺下部，从而驱使肺部残留空气形成一股气流。这股带有冲击性、方向性的气流可直接进入气管，将堵住气管、喉部的异物排出。

二、何时用海姆立克急救法

当身边有人发生气道异物梗阻时，我们需要根据实际情况及时利用海姆立克急救法施救。当异物阻塞气道时，前4分钟被称为黄金抢救时间，梗阻超过4分钟，即使抢救成功，也常因脑部缺氧过久而致失语、智力障碍、瘫痪等后遗症。据不完全统计，我国每年因吞咽异物或气道异物梗阻等引起意外窒息死亡的儿童超过3000名，其中大部分发生于5岁以下的儿童，尤其是3岁以下的婴幼儿。

想一想

生活中，有哪些食物易导致气道梗阻，我们要如何避免气道异物梗阻的发生？

气道异物梗阻主要分为气道部分梗阻和气道完全梗阻两种。

（一）气道部分梗阻

气道部分梗阻的患者会出现呛咳不止、呼吸困难、发绀、恶心、呕吐等症状。

（二）气道完全梗阻

表现为三"不能"＋"V"形手。

1. 三**"不能"** 不能说话、不能呼吸、不能咳嗽。

2. **"V"形手** 双手不由自主呈现V形紧紧抓住自己的喉咙。

三、怎么用海姆立克急救法

当确定身边有人发生气道异物梗阻时，我们需根据患者年龄和人群的不同采取对应的急救方式，争取在黄金4分钟内将气道异物排出。

（一）成人和1岁以上清醒患者的现场急救

1. **背部叩击法**　可以用掌心拍打患者的背部，通过局部的震动作用，促进气道内异物的排出。操作要点如下。

（1）救护员站到患者一边，稍靠近患者身后。

（2）用一只手支撑患者胸部，排出异物时让患者身体前倾。

（3）用另一只手的掌跟部在患者两肩胛骨之间进行5次大力叩击。

2. **海姆立克急救法**　救护员站在患者身后，双臂环抱患者腰部，一手握空拳，握拳手拇指侧紧顶住患者腹部，用另一手再握紧空拳，快速向内、向上使拳头冲击腹部，反复冲击直到异物排出。操作要点如下。

（1）冲击手法：可总结为"剪刀"（腹正中线脐上两横指）、"石头"（手握空拳，拳眼向内）、"布"（另一手握住空拳）（图2-8）。

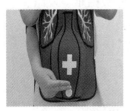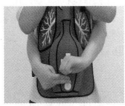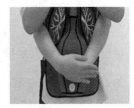

图2-8　剪刀、石头、布冲击手法

（2）冲击方向：向内、向上冲击。

（3）冲击姿势：患者双足分开、身体前倾、抬头张口；救护员双足一前一后稳住重心。

（4）冲击力度：一秒一次，间断而用力。

3. **胸部冲击法**　患者处于妊娠末期或过度肥胖时，救助者双臂无法环抱患者腰部，可用胸部冲击法代替海姆立克急救法。

（二）1岁以下婴儿气道梗阻的现场急救

1. **背部叩击法（图2-9）**

（1）将患儿的身体置于一侧的前臂上，头部处于低位。

（2）用一只手固定患儿下颌角，并使患儿头部轻度后仰，打开气道。

（3）另一只手的掌跟部在患儿两肩胛骨之间给予5次快速叩击。

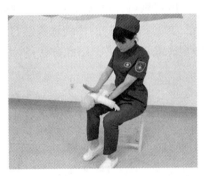

图2-9　1岁以下婴儿背部叩击法

2. **胸部冲击法（图2-10）**　本法适用于5次叩击背部不能解除气道梗阻的患儿。具体操作如下：

（1）将患儿翻转为仰卧位，顺放（横放）在大腿上，头处于低位。

（2）救护者用两手指按压两乳头连线中点。

（3）给予胸部冲击按压，最多重复5次。

（4）如仍不能解除梗阻，继续交替进行背部叩击法和胸部冲击法。

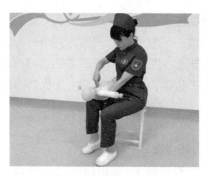

图2-10　1岁以下婴儿胸部冲击法

（三）独处时发生气道异物梗阻急救

（1）咳嗽：异物仅造成不完全性呼吸道阻塞，患者尚能发音、说话、有呼吸和咳嗽时，应鼓励患者自行咳嗽和尽力呼吸，不应干扰患者自己力争排出异物的任何动作。自主咳嗽所产生的气流压力比人工咳嗽高4～8倍，用此方法排除呼吸道异物的效果通常较好。

（2）腹部手拳冲击法：患者一手握拳置于自己上腹部，在脐和剑突中间，另一手紧握该拳，用力向内向上做4～6次快速连续冲击（图2-11）。

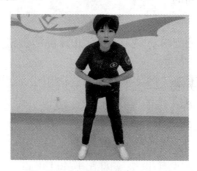

图2-11　腹部手拳冲击法

（3）上腹部倾压椅背：患者将上腹部迅速倾压于椅背、桌角、铁杆和其他硬物上，然后做迅猛向前倾压的动作，以造成人工咳嗽，驱出呼吸道异物（图2-12）。

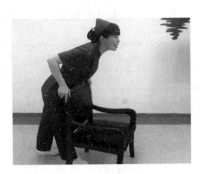

图2-12 上腹部倾压椅背

四、实施海姆立克急救法，需注意什么

1. 尽快识别气道梗阻是抢救成功的关键。

2. 施行海姆立克急救法操作时应突然用力才有效，用力方向和位置一定要正确，否则有可能造成肝、脾损伤或骨折。

3. 为饱餐后的患者实施海姆立克急救法时可能会出现胃内容物反流，应及时清理口腔，防止误吸。

4. 抢救的同时应及时呼叫"120"求助，或请别人给予帮助，配合抢救。

5. 应密切注意患者的意识、面色、瞳孔等变化，如患者由意识清楚转为昏迷或面色发绀、颈动脉搏动消失、心搏呼吸停止，应停止排除异物，而迅速采用心肺复苏。

"做一做"，知考点：海姆立克急救法

试一试

对照流程图（图2-13），练习海姆立克急救法。

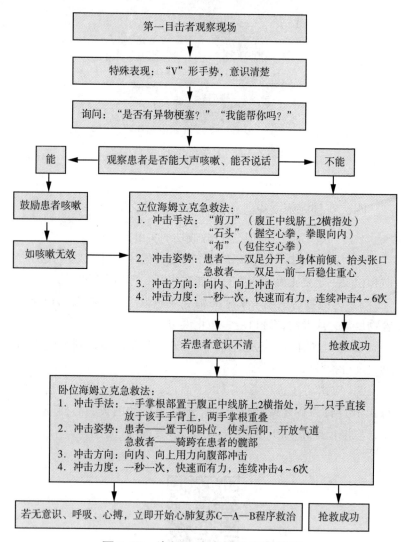

图2-13　海姆立克急救法流程示意

考一考

成人及1岁以上清醒患者海姆立克急救法评分标准见表2-2。

表2-2 海姆立克急救法评分标准（成人及1岁以上清醒患者）

序号	项目	技术标准	分值
1	评估	有无严重的气道梗阻征象：呼吸表浅、进行性呼吸困难，如无力咳嗽、发绀、哭声无力、不能说话或呼吸	5
		立刻询问："是不是被噎着了"	5
		如不能说话（或无法发声），用点头表示时，表明发生了气道梗阻	5
2	冲击手法	"剪刀"——腹正中线脐上2横指处	10
		"石头"——握空心拳，拳眼向内	10
		"布"——包住空心拳	10
3	冲击姿势	患者——双足分开、身体前倾、抬头张口	10
		急救者——双足一前一后稳住重心	10
4	冲击方向	向内、向上	10
5	冲击力度	一秒一次，快速而有力，连续冲击4～6次	10
6	终末质量	操作熟练，沉着冷静，手法正确	5
		程序符合要求，连贯性强	3
		操作动作准确、避免造成损伤，体现人文关怀	5
		在规定时间完成任务	2

第三节 现场速应对——常见创伤急救

2023年10月7日，山东省威海市一女子驾车撞倒一名老人，导致对方头部流血。女子并没有逃逸或逃避责任，而是下车将卫生巾放在老人头部进行止血，并拨打急救电话，陪伴在老人身边直至"120"到来。此事一经报道，引起了社会广泛讨论。一部分人认为女子的处置方式不妥，这是对老人进行侮辱；一部分人则认为女子的处置过程规范，及时对受伤老人进行了急救。

想一想

1. 如何评价该女子的行为？

2. 如果是正好路过，如何利用现场资源对伤员实施现场急救？

一、什么是创伤？

创伤是常见的人体伤害。研究显示，我国每年因创伤就医的人数达6200万人，致死人数约70万人，其中25%的伤者在10分钟内死于现场。严重创伤的急救需要快速、正确、有效，以挽救伤员的生命，防止损伤加重和减轻伤员痛苦。"急救白金十分钟"是指创伤和疾病突发后救治效果最好的10分钟，其间专业救援人员无法当即赶到，只能靠自己或身边人自救互救，采取徒手止血、包扎、固定等急救措施，最大限度地挽救生命。创伤急救包括止血、包扎、固定、搬运四项基本技术。

（一）创伤急救的目的

创伤急救的目的是争取在最佳时机尽最大努力去救治最多的伤员。

（二）创伤急救的原则

在急救中，救护员要遵守救护原则，在有大批伤员等待救援的现场，应突出"先救命，后治伤"的原则，要尽量救治所有可能救活的伤员。

二、创伤急救——止血

血液由血浆和血细胞组成。成人的血液量约占自身体重的8%，每千克体重含有60～80ml血液。严重的创伤常引起大量出血而危及伤员的生命，在现场及时、有效地为伤员止血是挽救生命必须采取的措施。

（一）止血目的

控制伤口出血，防止继续出血而引起失血性休克。

（二）止血材料

常用的材料有无菌敷料、绷带、三角巾、创可贴、止血带，可用毛巾、手绢、布料、衣物等代替。

（三）止血方法

1. 少量出血的处理方法

（1）救护员先洗净双手（最好戴上防护手套）。

（2）表面伤口和擦伤用干净的流动水冲洗。

（3）用创可贴或干净的纱布、手绢包扎伤口。

注意：不要用药棉或有绒毛的布直接覆盖在伤口上。

2. 严重出血的处理方法 控制严重的出血，要分秒必争，立即采取止血措施，同时拨打急救电话。

（1）直接压迫止血法：是最直接、快速、有效、安全的止血方法，可用于大部分外出血的止血。

1）救护员快速检查伤员伤口内有无异物，如有浅表小异物要先将其取出。

2）将干净的纱布或手帕等作为敷料覆盖在伤口上，用手直接压迫止血，必须是持续用力压迫（图2-14）。

3）如果敷料被血液湿透，不要更换，再取敷料在原有敷料上覆盖，继续压迫止血，等待救护车到来。

（2）加压包扎止血法：在直接压迫止血的同时，可再用绷带（或三角巾）加压包扎。

1）救护员首先采取直接压迫止血，压迫伤口的敷料应超过伤口周边至少3cm。

2）用绷带（或三角巾）环绕敷料加压包扎（图2-15）。

3）包扎后检查肢体末端血液循环。

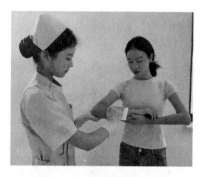 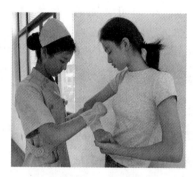

图2-14　直接压迫止血　　　　图2-15　加压包扎止血

（3）绞棒绞紧止血法：当四肢有大血管损伤，直接压迫无法控制出血，或不能使用其他方法止血以致危及生命时，尤其是在事故现场，往往没有专用的止血带，救护员可根据现场情况，就地取材，利用三角巾、围巾、领带、衣服、床单等作为布带，进行绞紧止血。具体方法如下。

1）将三角巾或其他布料折叠成约5cm宽的平整条状带。

2）如上肢出血，在上臂的上1/3处（如下肢出血，在大腿的中上部）垫好衬垫（可用绷带、毛巾、平整的衣物等）（图2-16a）。

3）用折叠好的条状带在衬垫上加压绕肢体一周，两端向前拉紧，打一个活结（图2-16b）。

4）将一绞棒（如铅笔、筷子、勺把、竹棍等）插入活结的外圈内，然后提起绞棒旋转绞紧至伤口停止出血为度（图2-16c）。

5）将棒的另一端插入活结的内圈固定（图2-16d）。

6）结扎好止血带后，在明显的部位注明结扎止血带的时间（图2-16e）。

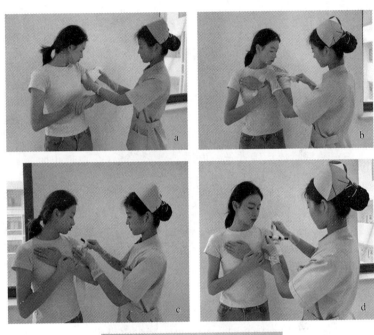

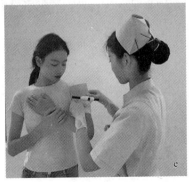

a.在绞紧部位缠绕衬垫；b.打活结；c.穿绞棒，绞紧；d.固定绞棒；e.标记时间。

图2-16 绞棒绞紧止血法

（四）止血注意事项

1. **部位** 绞紧止血的部位应在伤口的近心端。上肢结扎应在上臂的上1/3处，下肢结扎应在大腿中上部。

2. **松紧** 绞紧止血时松紧要适度，以伤口停止出血为度。

3. **标记** 在明显部位加上标记，注明止血的时间，应精确到分钟。

4. **时间** 止血时间一般不应超过2小时，每隔40～50分钟或发现伤员远端肢体变凉，应松解一次，每次放松1～2分钟，松解时配合指压止血法止血。

5. **禁忌** 禁止用铁丝、电线、绳索等当作止血带止血。

三、创伤急救——包扎

快速、准确地包扎伤口是外伤救护的重要一环。它可以起到快速止血、保护伤口、防止进一步污染、减轻疼痛的作用，有利于转运和进一步的治疗。

（一）包扎目的

1. 保护伤口，防止进一步污染，减少感染机会。
2. 减少出血，预防休克。
3. 保护内脏、血管、神经、肌腱等重要解剖结构。
4. 有利于转运伤员。

（二）包扎材料

常用的包扎材料有创可贴、尼龙网套、三角巾、绷带、弹力绷带、胶带等，或就近取材，如手帕、领带、毛巾、头巾、衣服等。

（三）包扎要求

包扎伤口动作要快、准、轻、牢。包扎时部位要准确、严密，不遗漏伤口；包扎动作要轻，不要碰触伤口；包扎要牢靠，但不宜过紧；包扎前伤口上一定要加盖敷料。

（四）包扎方法

1. 绷带包扎

（1）环形包扎：是绷带包扎中最常用的方法，适用于肢体粗细较均匀处伤口的包扎（图2-17）。

（2）螺旋包扎：适用于粗细相等的肢体、躯干部位的包扎（图2-18）。

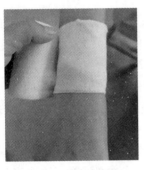 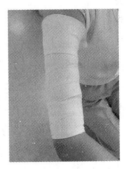

图2-17　环形包扎法　　　　　图2-18　螺旋形包扎法

（3）螺旋反折包扎：适用于肢体上下粗细不等部位的包扎，如小腿、前臂等（图2-19）。

（4）"8"字包扎：手掌、手背、踝部和其他关节处伤口选用"8"字包扎（图2-20）。

（5）回返包扎：用于头部、肢体末端或断肢部位的包扎（图2-21）。

2. 三角巾包扎
使用三角巾应注意边要固定，角要拉紧，中心伸展，敷料贴实。在应用时可按需要折叠成不同的形状，适用于不同部位的包扎。

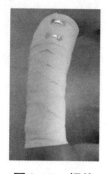 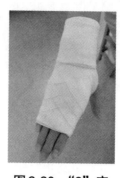 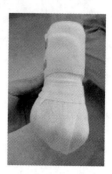

| 图2-19　螺旋反折包扎法 | 图2-20　"8"字包扎法 | 图2-21　回返包扎法 |

（1）头顶帽式包扎：将三角巾底边向上翻折2指宽，盖住头部，从眉上、耳上过，两底角压住顶角在枕后交叉，回前额中央打结，顶角向下拉紧后向上塞入（图2-22）。

（2）肩部包扎：燕尾夹角朝上放在伤侧肩上。向后的一角压住向前并稍大于向前的一角。燕尾底边两角包绕上臂的上1/3处打结，拉紧两燕尾角，分别经胸背于对侧腋下打结（图2-23）。

（3）手足包扎：将三角巾展开，将患者受伤的手（足）掌平放在三角巾的中央，指（趾）尖朝向三角巾的顶角。在患者伤指（趾）缝间放入敷料。将三角巾顶角折起，盖在患者手（足）背，顶角达到腕关节（踝关节）以上。将三角巾两底角折起到患者手（足）背交叉，再绕手腕（踝部）一圈后打结（图2-24）。

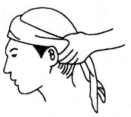 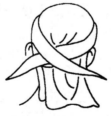 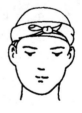

图2-22　三角巾头顶部包扎

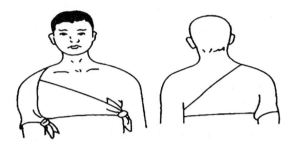

图2-23　肩部包扎

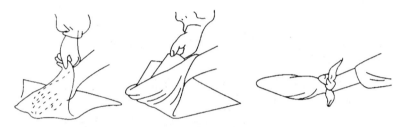

图2-24　三角巾包扎手、足

"做一做"，知考点：止血、包扎

四、创伤急救——固定

　　骨由于受直接、间接外力和积累性劳损等原因的作用，其完整性和连续性发生改变，称为骨折。现场骨折固定是创伤救护的一项基本任务。正确、良好的固定能迅速减轻伤员伤痛，减少出血，防止损伤脊髓、神经、血管等重要组织，也是搬运伤员的基础，有利于转运后的进一步治疗。

（一）骨折固定目的

1. 制动，减少伤员的疼痛。
2. 避免损伤周围组织、血管、神经。
3. 减少出血和肿胀。
4. 防止闭合性骨折转化为开放性骨折。
5. 便于搬运伤员。

（二）骨折判断

1. **疼痛**　突出表现是移动时有剧烈疼痛，安静时则疼痛减轻。
2. **肿胀或瘀斑**　出血和骨折端的错位、重叠，都会使外表呈现肿胀现象，瘀斑严重。
3. **功能障碍**　原有的运动功能受到影响或完全丧失。
4. **畸形**　骨折时肢体会发生畸形，呈现短缩、成角、旋转等。

（三）固定材料

固定材料包括颈托、脊柱板、夹板、铝芯塑型夹板、头部固定器，以及就地取材（杂志、硬纸板、报纸）等。

（四）固定方法

根据现场的条件和骨折的部位采取不同的固定方式。固定要牢固，不能过松或过紧。在骨折和关节突出处要加衬垫，以加强固定和防止皮肤损伤。

根据伤情选择固定器材，必要时将受伤上肢固定于躯干，受伤下肢固定于健肢。

1. **颈椎骨折固定**　急救时可在颈部两侧用枕头或沙袋暂时固定，颈后垫软枕，将头颈部用绷带临时固定。最好在颈部前、后方分别放一块固定材料或颈托围绕颈部固定。

2. **上臂骨折固定** 取两块夹板，分别置于上臂后外侧和前内侧，如只有一块夹板，置于上臂外侧，然后绑扎固定骨折两端，屈肘功能位悬吊胸前。无夹板时可用三角巾将上臂固定于胸前，并屈悬吊前臂于胸前（图2-25）。

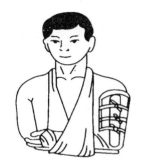

图2-25 上臂骨折固定

3. **前臂骨折固定** 取两块夹板，分别置于前臂内、外侧，如只有一块夹板，置于前臂外侧，绑扎固定骨折的上、下端和手掌部，屈肘位大悬臂带吊于胸前。

4. **大腿骨折固定** 长夹板从足跟至腋下，短夹板从足跟至大腿根部，分别于患腿的外内侧，空隙、关节、骨隆突处加衬垫，然后分别在骨折两端、腋下、腰部和关节上下打结固定，足部处于功能位，"8"字固定。无夹板时，可使健肢与伤肢并紧，中间加衬垫，分段固定在一起（图2-26）。

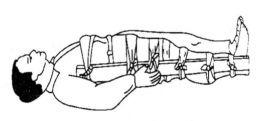

图2-26 大腿骨折固定

5. **小腿骨折固定** 用长度由足跟至大腿中部的两块夹板，分别置于小腿内外侧，空隙、关节、骨隆突处加衬垫，然后分别在骨折两端和关节上下打结固定，足部处于功能位，用"8"字固定。无夹板时可参照大腿无夹板固定法。

6. **脊椎骨折固定** 伤员俯卧于硬质平面，胸腹部加衬垫，不可移动，必要时用绷带固定。

（五）固定注意事项

1. 置伤员于适当位置，就地施救。
2. 夹板与皮肤、关节、骨突出部位之间加衬垫。
3. 先固定骨折的上端（近心端），再固定下端（远心端），绑带不要系在骨折处，骨折两端应该至少使用两条固定带分别固定。
4. 前臂、小腿部位的骨折，尽可能用两块夹板固定。
5. 上肢呈屈肘位（除外肘关节不能屈），下肢呈伸直位。
6. 暴露指（趾）端，便于检查末梢血液循环。

五、创伤急救——搬运

搬运主要是指将伤员迅速、安全地脱离灾害事故现场和转移到运输工具上所采取的方法和技术。搬运伤员的基本原则是及时、迅速、安全地将伤员搬至安全地带，防止再次受伤。

（一）搬运目的

1. 使伤员尽快脱离危险区。
2. 改变伤员所处的环境，以利抢救。
3. 安全转送到医院进一步治疗。

（二）搬运方法

1. 担架搬运法

（1）担架的种类：包括帆布担架、绳索担架、被服担架、板式担架、铲式担架、四轮担架等。

（2）担架搬运的要领：3～4人一组将伤员移上担架；伤员头部向后，足部向前，这样后面抬担架的人可以随时观察伤员的变化；抬担架的人员步调要一致，平稳前进；向高处抬时（如过台阶、过桥、上桥）前面的人要放低，后面的人要抬高，使伤员保持水平状态，下台阶时则相反。

2. 徒手搬运法

（1）单人徒手搬运

1）扶行法：用于清醒并能行走的伤员。搬运者站在伤员一侧使伤员靠近并使其手臂揽住自己的颈部，用外侧手牵拉伤员的手腕，另一手扶持伤员的腰背部行走（图2-27）。

2）抱持法：用于体重轻的伤员。搬运者将伤员抱起，一手托其背部，一手托其大腿，能配合者可抱住搬运者颈部（图2-28）。

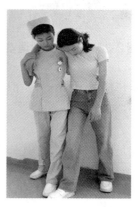 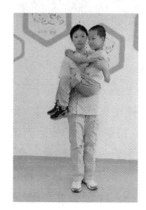

图2-27　扶行法　　　　　图2-28　抱持法

3）背负法：搬运者站在伤员前面，微弯腰部，将伤员背起。此法不适用于胸部损伤的伤员（图2-29）。

（2）双人徒手搬运

1）拉车式搬运法：一人站在伤员头侧，两手插于伤员腋下，将伤员抱在怀的另一人立于伤员两腿之间，将两腿抬起，两人同方向步调一致前行。

2）椅托式搬运法：两人分别以膝跪地，各自用外侧的手伸至伤员大腿下并相互紧握，另一手彼此交叉支撑伤员臀部，慢慢将其抬起（图2-30）。

3）平抬或平抱搬运法：两人一左一右或一前一后将伤员平抬。注意此法不适用于疑似颈椎、脊柱损伤者。

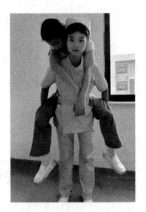 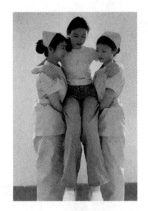

图 2-29　背负法　　　　　图 2-30　椅托式搬运法

（3）多人徒手搬运：三人可并排将伤员抱起，齐步前行，第四人可固定头部，多于 4 人时，可面对面平抱搬运。

3. 特殊伤员的搬运方法

（1）脊柱损伤伤员：搬运这类伤员时，应保持脊柱伸直，严防颈部与躯干前屈或扭转（图 2-31）。颈椎损者，需 3～4 人搬运，可一人固定头部，保持颈部与躯干呈一条直线，其余 3 人蹲于伤员同一侧，一人托头部，一人托臀部，一人托两下肢，4 人一起将伤员放在硬质担架上，伤员的头部两侧用沙袋固定，然后用绑带将伤员固定在担架上，防止转运时伤员坠落。胸、腰椎损伤者，可 3 人位于伤员同一侧搬运，方法同颈椎损伤者。

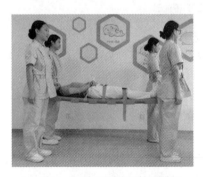

图 2-31　脊柱损伤伤员搬运

（2）腹部损伤伤员：取仰卧位，下肢屈曲，膝下加垫，放松腹肌。若腹部内脏脱出，不还纳，以免感染，用清洁的碗或其他合适的替代物扣于其上，包扎固定后再搬运。

（3）骨盆损伤伤员：先将骨盆做环形包扎后，让伤员仰卧于硬质担架上，微屈膝，膝下加垫后再搬运。

（4）身体带有刺入物的伤员：应先包扎伤口，妥善固定好刺入物，才可搬运。搬运途中，应避免碰撞挤压，以防刺入物脱出或继续深入。刺入物外露部分较长时，应有专人负责保护刺入物。

（5）昏迷伤员：侧卧或仰卧于担架上，头偏向一侧，以利于呼吸道分泌物排出。

（三）搬运注意事项

1. 移动伤员时，首先应检查伤员的头、颈、胸、腹和四肢是否有损伤，如果有损伤应先做急救处理，再根据不同的伤势选择不同的搬运方法。

2. 伤情严重、路途遥远者，要做好途中护理，密切注意伤员的神志、呼吸、脉搏以及病情的变化。

3. 搬运脊椎骨折的伤员，要保持伤员身体固定。颈椎骨折的伤员除身体固定外，还要有专人牵引固定头部，避免移动。

4. 用担架搬运伤员时，一般头略高于足，休克的伤员则足略高于头。行进时伤员的足在前、头在后，以便观察伤员情况。

5. 用汽车、大车运送时，床位要固定，防止起动或刹车时晃动使伤员再度受伤。

"做一做"，知考点：固定、搬运

试一试

对照流程图（图2-32），练习伤口止血包扎。

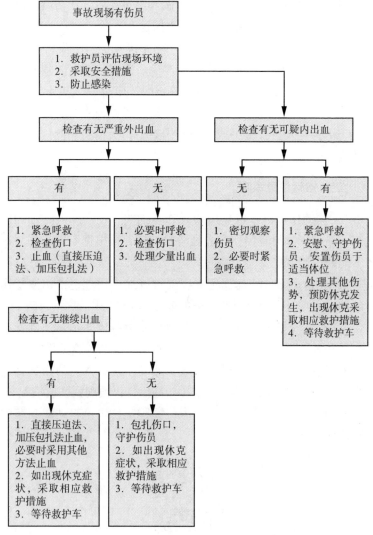

图2-32 止血包扎救护流程

对照流程图（图2-33），练习骨折固定。

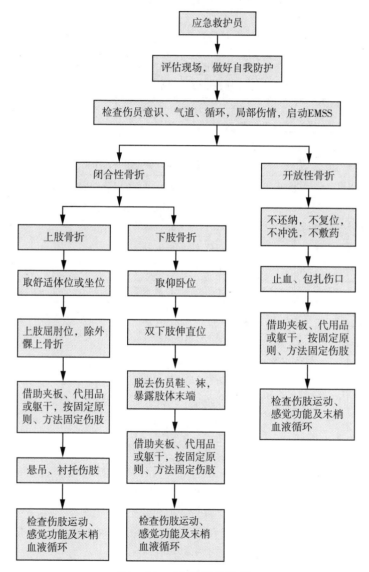

图2-33 骨折固定流程

考一考

左上肢前臂伤口止血与包扎＋右小腿中段骨折固定评分标准见表2-3。

表2-3 左上肢前臂伤口止血与包扎＋右小腿中段骨折固定
（操作时间：10分钟）

序号	项目		评分标准	分值
1	基本要求		行为举止，自我介绍，礼貌用语	2
			结合案例现场评估（患者、环境、安全）	2
2	伤情评估	评估患者	判断意识，确认患者意识清楚能够配合	2
			评估模拟患者伤情，有无肿胀、畸形、异常活动等，报告结果	2
			向患者解释并取得合作	2
			呼救	2
3	体位	安置体位	协助患者取合适体位	3
4	左上肢前臂伤口止血与包扎	伤口止血	评估出血量及异物	4
			立刻行指压法临时紧急止血	4
			三角巾折窄带	4
			放置合适敷料加压于伤口处	4
			三角巾窄带绕上肢伤口环形固定	4
		三角巾包扎	插绞棒收紧并固定	3
			三角巾顶角对着伤肢肘关节	3
			三角巾一底角置于健侧胸部过肩于背	3
			伤臂屈肘（功能位）放于三角巾中部	4
			三角巾另一底角包绕伤臂反折至伤侧肩部	4
			两底角在颈侧方打结，顶角向肘前反折，将前臂悬于吊于胸前	3
		安置整理	撤除用物，安置好患者	2
			记录伤肢情况及包扎日期和时间	3

续 表

序号	项目		评分标准	分值
5	右小腿中段骨折固定	夹板固定	操作者位于健侧	2
			必要时拔伸伤肢以利固定	2
			三角巾折窄带	2
			三角巾折窄带置于伤肢下方	2
			利用三角巾制作软垫置于适当位置，脱去鞋袜	2
			放置合适的夹板于伤肢处	2
			用三角巾逐次固定夹板	2
			用三角巾逐次固定夹板打结	2
			三角巾固定右踝："8"字法固定	2
			观察肢体血液循环情况	2
		安置整理	撤除用物，安置好患者	2
			记录伤肢情况及包扎日期和时间	3
6	综合评价	规范熟练	程序正确，操作规范，动作熟练	2
			用物准备齐全	2
			体现团队合作	2
			注意个人安全防护	2
			按时完成	2
		沟通	态度和蔼，体现人文关怀	5

第四节 筑牢心防线——心理危机干预

2019年4月17日22时，上海17岁少年因在学校与同学发生矛盾，在随母亲驾车回家的路上又遭到批评，当车辆经停在卢浦大桥上时，这名穿着校服的少年突然打开车门猛地跑了出去，没有丝毫犹豫翻过大桥防护栏跳了下去。他的母亲见状立即下车追上去，但一切都已经来不及了。随后，"120"救护医生当场宣布少年的死亡。一时的冲动，酿成了无法挽回的悲剧。

想一想

1. 如果你遇到正处在心理危机中的青少年，能否有效识别和干预？

2. 如何看待青少年自杀，自杀可以预防吗？

青少年时期是个体由童年向成年过渡的时期，由于此阶段身心发展的不平衡，极易出现一些心理及行为问题。由于种种原因，近年来我国青少年的心理问题不容乐观，焦虑、抑郁、网络成瘾倾向的青少年不断增加，自杀等现象也常见于报端。因青少年心理问题引发的极端事件，其严重性、冲击性、破坏性尤为突出，俨然成为严重的社会公共卫生以及心理问题。

自杀是青少年心理危机的主要形式之一。虽然自杀可能发生在任何一个年龄段，但青少年自杀企图的发生频率更高，自杀成功率也高于其他年龄段的人。调查发现自杀是15～19岁青少年死亡的第三大死因。在一项关于中国青少年自杀行为的研究中，约有13%的青少年报告曾有过自杀行为，而且自杀行为的发生率在曾暴露于自杀未遂或自杀死亡的青少年中显著高于那些没有接触过自杀企图或死亡的青少年。令人担忧的是，在自杀者年龄构成中，青少年自杀死亡率居高不下，且有低龄化的趋势。

当青少年面临某一突发事件或境遇时，先前处理问题的方式及其惯常的支持系统不足以应对眼前的处境时，就会产生暂时性的心理失衡。如果个体长期处于心理失衡状态，那么就会严重影响自身心理健康水平，甚至出现严重影响社会功能的人格障碍，或者自杀等极端情况。因此，采用预防和干预手段帮助青少年顺利度过心理危机是提高我国青少年心理健康水平的重要途径之一。

一、危机和心理危机

从本质上看，心理危机是伴随着危机事件的发生，个体很难应对又无法回避时出现的一种心理失衡状态。

一般而言，危机有两个含义，一是指突发事件，出乎人们意料发生的，如地震、水灾、空难、疾病暴发、战争等；二是指人所处的紧急状态。当个体遭遇重大问题或变化发生使个体感到难以解决、难以把握时，平衡就会打破，正常的生活受到干扰，内心的紧张不断积蓄，继而出现无所适从甚至思维和行为的紊乱，进入一种失衡，这就是危机状态。心理危机出现是因为个体意识到某一事件和情境超过了自己的应付能力，而不是个体经历的事件本身。

心理危机主要由3个部分构成：首先是危机事件的发生，其次是对危机事件的感知造成个体的主观痛苦，最后是个体应对方式的失败导致其功能失调、心理失衡。

心理危机不是疾病，而是一种情感危机的反应，心理危机人人都会有。当遭遇的压力等级超出了个体所能承受的等级时就容易出现心理危机。在多数情况下，心理危机可在6～8周内顺利解决。也有少数人会处于持续失衡状态，严重到心理崩溃，进而影响到正常社会功能，出现这种情况便需要进行专业干预。

二、青少年心理危机的种类

青少年心理危机可分为发展性心理危机、境遇性心理危机和存在性心理危机。

（一）发展性心理危机

该危机是指在正常成长过程中，急剧的变化所导致的异常反应。青少年在成长过程中，如果缺乏有关知识和技能，缺少必要的社会支持就很难完成一个个成长阶段的课题，同时心理发展需要也无法得到满足，从而可能出现发展性心理危机。

（二）境遇性心理危机

该危机是指个人面临无法预测和控制的超常事件时出现的心理危机。这些事件通常是无法预料、突发的，具有灾难性和不可逆性。

（三）存在性心理危机

该危机是指伴随着重要的人生问题，如关于生命意义、人生价值、独立与自主性等问题上的困惑而出现的内部的冲突与焦虑。

因此，为了青少年的健康成长，必须在其处于危机时给予及时、有效的干预，帮助他们有效应对危机、战胜危机，向健全的人格逐步发展，从而能够更好地应对成年期的种种人生课题。

三、青少年心理危机的表现及判断

（一）心理危机的身心反应

个体处于危机状态的时候会出现一系列的身心反应，包括生理反应、情绪反应、认知反应和行为反应4个方面。

1. 生理反应   心理危机中的生理反应涉及全身各个器官与系统。危机中的个体受到应激源的作用，通过自主神经系统、下丘脑—腺垂体—靶腺轴和免疫系统调节自身的生理反应，出现心率加快、血压升高、通气量加大、血糖升高、中枢神经系统兴奋性增高等生理表现，特别是强烈的消极情绪会导致免疫系统的功能受到抑制。

最常见的生理反应是少眠，表现为入睡困难、眠浅易醒、梦魇，还有些出现头痛头晕、消化不良、食欲缺乏等现象。

2. 情绪反应   处于心理危机状态下的个体，常见的情绪反应有以下几种。

（1）焦虑：莫名地紧张、担心、不安，总感觉有潜在的威胁存在，严重的情况下还可能出现惊恐发作。如果焦虑泛化，可能影响个体在面临环境变化时的有效应对。

（2）恐惧：表现出强烈的心慌、极度不安、逃避或进攻性。

（3）抑郁：内心悲观失望、沮丧、冷漠、无助、无望感强烈，对任何人和事物都缺乏兴趣，过分伤感流泪、易激惹或过分冷淡、乏力等。

（4）愤怒：对人或事件的反应超乎寻常，出现语言或行为暴力，冲动明显，难以理性对待人和事等。

3. **认知反应** 陷入心理危机的个体的感知觉功能可能受到损伤，出现记忆力减退、思维反应迟钝、认知不合理等现象。因心理失衡、心理挫败感强烈，个体的思维变得消极，在对危机的认知常常与事实缺乏一致性的基础上，对危机的解释易被夸大，从而导致改变危机的想法随着危机程度的加剧而逐渐减弱。

认知和情绪之间存在相互影响的关系，消极的情绪不仅破坏人的心理平衡，而且使个体丧失活动兴趣，失去价值感和意义感，持续的恶性循环，还会引发自责、自伤、自杀等现象。

4. **行为反应** 面临心理危机的个体多表现出异于常人的行为方式，如不注意个人卫生，明显不关注对自己的照料，生活规律被打破，尤其是睡眠习惯的改变；逃避学业、学习效率和成绩明显下降，行为表现混乱糟糕；社交退缩、逃避与疏离，或冲突加剧，抱有敌意，自责或责怪他人；酒精或药物滥用；故意超越行为规范，甚至故意违法；严重的还会出现自杀倾向。这些行为表现本质上是个体为排解和减轻痛苦而采取的防御手段。

（二）心理危机的识别

对青少年的心理危机进行有效识别，有助于及时发现并预防心理危机，甚至极端事件的发生。常见的心理危机识别的方法有日常行为观察法、面谈诊断法、心理测验法等。

1. **日常行为观察法** 所谓观察，就是直接在一个自然情境下看个体的行为和平时有什么不同。看个体是否存在生理疾病，如正罹患疾病但治疗效果不佳，疾病给个体正常生活、学习造成明显影响。看学习、考试等方面是否遭遇挫折，如原本志在必得的考试或竞赛，结果名落孙山。每年高考过后，一些落榜的、发挥失常的考生都需要相当一段时间来做心理调适。看家庭是否遭遇巨大变故，如父母失业、离异、罹患重大疾病甚至病故等。

2. 面谈诊断法 所谓面谈，就是当我们看到个体最近好像情绪比较低落，可以主动关心他，利用同理心去沟通，从对话中进一步了解和把握个体的心理状态。

3. 心理测验法 所谓心理测验，就是使用诊断心理问题、评估心理健康的一些量表，对个体的心理状态进行了解和把握。看个体是否存在心理障碍，如存在抑郁焦虑倾向、性格孤僻、曾经被诊断有精神类疾病或心理障碍等情况。

除此之外，还可以结合心理危机反应的几个方面来综合判断，如个体是否存在持续的负面情绪、明显的行为变化、明显的学习兴趣降低、损坏喜爱之物，以及关注自杀的话题、流露出轻生的想法等。

四、青少年心理危机的干预方法

危机具有两重性，即危险和机会。处于危机中的青少年，如果能够得到专业或准专业人员的心理干预，其心理失衡状态会逐渐恢复，然后走出困境，化解危机。反之，可能会出现不可预测的情况。由于青少年常缺乏应对危机必要的知识和阅历，心理干预成为促进危机转变为成长机遇的必要手段之一。

（一）心理危机干预的一般技能、流程

不同类型的心理危机处理方式一般会有所不同，但总体来讲心理危机干预的技能、流程具有一定的共同性。

1. 心理危机干预的技能 心理危机干预的技能主要包括关注、倾听、评估等。

（1）关注：进行心理危机干预首先要表现出对求助者的关注，可从三个层次表达关注：微观层次、躯体语言层次和人际情

感层次。在微观层次，诸如目光接触、上身前倾、正面相对等都可以表现出对求助者的接纳与理解；在躯体语言层次，干预人员应恰当运用非言语交流方式，让求助者充分放松和畅所欲言；在人际情感层次，让求助者感受到真诚、关怀与支持。

（2）倾听：倾听在心理危机干预中必不可少。科米尔（Cormier）认为，心理危机干预人员可以通过澄清、释义、情感反映和归纳总结这四项倾听技术，加深对求助者的了解与认识。澄清是求助者发出模棱两可的信息后，干预人员可以通过提问鼓励求助者更详细地叙述，以确认信息。释义是干预人员将求助者发出的略显零散的信息进行重新编排、再解释的过程。情感反映是干预人员对求助者的感受或表达的情感内容进行重新组织、编排，鼓励求助者倾诉，帮助求助者认识、理解和接纳自己的情绪。归纳总结是将不同信息加以连接，并重新编排，以帮助求助者回顾整个过程、聚焦和确定核心问题。

（3）评估：是心理危机干预全过程中的重中之重，主要从心理伤害严重程度、情绪状态和自杀性评估等几方面来考虑。评估心理伤害严重程度，主要从认知、情感和行为三个方面入手，了解求助者是否存在不合理认知、异常的情感反应和异常的行为表现等情况。评估情绪状态，了解求助者的情绪危机是首发还是复发，以及求助者情绪承受或应付能力等。自杀性评估是危机干预的重要评估内容，因为每一个求助者都有自杀的可能性。

2. 心理危机干预的流程　进行心理危机干预可以从以下8个方面入手（图2-34）。第一，保障求助者的人身安全，将其危险性程度降到最低。第二，站在求助者的角度，确定和处理求助者所关注的问题。在此阶段建议使用共情、理解、真诚接纳及尊重、无条件关注等积极倾听技术，同时也要关注求助者的非语言信息。第三，评估危机严重程度，是否有危及生命安全的可能性，如是否有自杀、自伤计划，是否有具体实施方案等。第四，为求助者提供更多的支持和帮助，使其愿意沟通与交流，对求助者的经历或感受表达理解，不做评价。第五，启发求助者，使其

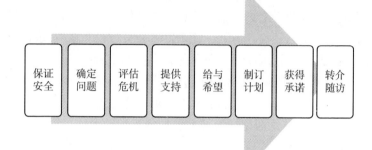

图2-34 心理危机干预流程图

认识到处理心理危机还有更多应对的方式和可能性。第六，帮助求助者制订切实可行的短期计划，此阶段突出求助者的自主性和参与性。第七，帮助求助者按照自己制订的确定的、积极的、可以接受和完成的行动计划，缓慢、逐步落实。第八，危机化解之后，结合求助者情况推荐其接受心理咨询或定期对其情况进行回访。

3. **心理危机干预的主要指标** 青少年心理危机干预的主要指标包括应激源、应激反应、危机易感因素、个体特征和个体背景，如表2-4所示。

表2-4 心理危机干预指标的内涵

序号	指标	内涵
1	应激源	又称应激因素，指人们在日常生活或环境中所经历的各种生活事件、突发的创伤性体验、慢性紧张等，包括躯体、生理和社会文化等方面
2	应激反应	由应激源引起的应激反应，包括生理和心理反应，以及行为改变等，它是紧张或唤醒的一种内心状态，是个体内部出现的防御性的、解释性的、情感性的应对过程

序号	指标	内涵
3	危机易感因素	面对同样的应激事件,更容易出现心理危机的个体可能具有精神质和神经质人格、缺乏社会支持、家庭贫困、身患顽疾等一种或多种因素
4	个体特征	在危机易感因素中,个体在生活中逐步形成的稳定的个性心理特征,如精神质和神经质人格、消极应对方式等
5	个体背景	在危机易感因素中,那些外在的、个体必须面对的环境背景,如家庭贫困、缺乏社会支持等

(二)青少年自杀及干预

1. 青少年自杀的原因 青少年自杀的原因有很多,归纳起来有以下几点。

(1)社会原因:社会的快速发展,社会文化生活的急剧变化,各种相互冲突的信息快速传播,强烈地冲击着青少年尚未成熟的人生观、价值观。一些媒体为了获得流量和更多的经济效益,常会对自杀进行宣传报道,误导青少年通过自杀方式来解决问题。

(2)学校原因:很多学校在升学率考核指挥棒下,以成绩高低这一单一指标评价学生。很多成绩不佳的学生在学校里很难体会到成功和快乐,缺乏自我认同感,贬低自我价值,久而久之,会导致青少年认为人生没有意义,走上自杀道路。

(3)家庭原因:充满矛盾的家庭、关系疏离的家庭、经济十分拮据的家庭等家庭因素均可能诱发青少年自杀。在经历挫折、遇到心理危机时,青少年缺乏必要的社会支持系统,很难获得来自家庭的认同和亲人的支持。另外,较重的家庭经济负担可能加重青少年的忧虑、自卑、抑郁等情绪,进而产生用自杀排解痛苦的念头。

(4)青少年自身原因:引发青少年自杀的自身原因主要有

学习压力过大、人际关系不良、早恋等。高考堪称一场"千军万马过独木桥"的比拼，考不上大学个人前途可能一片迷茫，因此，青少年所承受的学习压力之大可想而知。青少年时期，与同伴交往的需要逐步增加，但限于自身性格缺陷、交往技巧不足等原因，可能使青少年在遭遇人际挫折时很难寻得同伴的心理支持。

对于青少年来说，当来自外界的各种压力及家庭的矛盾冲突等无法得到解决时，他们就会感到孤独、无助和绝望，对未来不抱任何希望时，就会想到自杀。找到青少年自杀的原因，有针对性地预防青少年自杀，为青少年创造一片美好的生活天空，是家庭、学校、社会和青少年自身都义不容辞的责任。

2. 青少年自杀的表现　自杀（suicide）一词源于拉丁文sui（自己的）和cide（杀掉），合起来意为杀掉自己，是一种主体蓄意或自愿采取各种手段进行自我伤害或自我毁灭的行为，其结果可以是死亡、致残或被救治。自杀可分为自杀已遂、自杀未遂、自杀意念三种类型。

心理学家海威顿（Hawton）认为，青少年选择自杀的表现有13种：向他人寻求帮助，希望从挫折环境中逃离，将可怕的想法表达出来，试图影响他人或使他人改变主意，忽然表达对别人的爱，针对过去做错的事向某人道歉，为他人做些好事，害怕重复他人走过的路，希望别人理解自己内心的感受，询问别人是否真爱自己，现实不能容忍以致他必须做些事情来寻求改变却不知如何改变，生活失去控制却不知道如何使其回到原来的轨道，想死。

3. 青少年自杀的干预　自杀类型主要有自杀意念、自杀已遂与自杀未遂3类，我们重点讨论对有自杀意念和自杀未遂者如何进行干预。

（1）对有自杀意念的青少年的干预：对可能有自杀意念的青少年，我们可以采取的措施有3种。

1）对青少年的自杀意念进行评估。任何表达想自杀的青少年都应该引起家长和学校的重视，因为自杀是有预兆的。心理危机干预人员应当与求助者进行关于自杀的谈话，评估其自杀意念。

2）建立多途径联系方式。对那些通过评估发现处于危机状态的青少年，需利用电话、网络等多种方式建立与其亲属、师长、同学等有关人员，以及学校、社区等有关部门的联系，随时准备为其提供及时的帮助。

3）在恰当的时候，可以请相关工作人员介入对青少年的干预。如具有危机干预经验的心理治疗师或咨询师均可以作为工作人员介入。

在应对想自杀的青少年时，要注意运用的策略有：①保持镇静。②指出求助者的优点。③帮助求助者保持客观的态度看待事件，不要发生争论。④指出其他的行为选择。⑤帮助求助者获得各种资源，如家人和朋友，以及心理医生的关心和帮助等。

（2）对青少年自杀未遂的干预：相较于自杀死亡者而言，自杀未遂者当时的死亡意图不是很强烈，大部分是一时冲动，自杀方式的致死性也要低一些。对于自杀未遂者来说，虽然身体上受到的伤害得到了抢救和医治，也因此释放了一定的心理压力，但危机并未消除。有自杀史的人再次自杀的可能性较大，因此对自杀未遂者，一方面需要家人细致周到的照顾和陪伴，另一方面需要对自杀未遂者进行危机干预。危机干预人员需要对自杀未遂者进行认知重建，帮助其寻找生命的快乐和活着的意义，共同讨论消极事件的意义和影响，帮助自杀未遂者重构认知，恢复心理健康。

想一想

如何结合青少年心理危机干预指标开展工作？

第五节　传承岐黄术——传统急症疗法

中医宝典几千年，针灸推拿扫病源。拔罐按摩承古意，疑难杂症岂忧天。

望闻问切情何断，草药偏方莫乱连。八脉奇经来确诊，五行生克负周全。

——唐风《国宝中医》

一、急症和传统急症疗法

急症是起病急骤、变化迅速、病情危重、病势凶险的一系列病症。传统急症疗法是指中医的急症处理和救治疗法。中医学在两千年的急症救治和处理过程中积累了丰富的经验。传统急症疗法方法多样，包括针刺、推拿、刮痧、拔罐、中药、艾灸等。由于"简、便、廉、验"的优点，尤其是"简、便"，传统急症疗法至今仍在临床实践中发挥着重要作用，如针刺十宣救治中风、掐人中救治晕厥、弹拨极泉穴和揪腋前大筋救治心肌梗死和心绞痛等，具有独特的效果。

传统急症疗法历史源远流长，经过数千年的临床检验而越发璀璨，已经成为世界传统医学中的瑰宝。我们应当传承和发扬传统急症疗法的精髓，为人类的健康事业作出更大的贡献。

（一）推拿法

推拿法是在中医学和现代科学理论的指导下，运用一定的手法、技巧在人体的经络穴位或特定部位进行操作，以达到防治疾病的一种物理疗法，有行气活血、舒筋通络、理筋整复、调整脏腑等作用。推拿是中医外治法中主要的、应用最广泛的治疗手段之一，因其操作简便、疗效显著和经济安全，也是急症中常用的传统治疗方法。常用的急症救治推拿法有指按法及指掐法、弹拨法及揪法等。

1. 指按法及指掐法　指按法及指掐法主要是运用手指按压，掐人体某些经络、穴位等以起到通络止痛、开窍醒神等作用的一种方法。

操作要点：指按法操作时，一般选拇指螺纹面着力，紧贴皮肤，垂直下压用力。指掐法选用拇指指甲端着力，贴紧皮肤，慢点深压，进行刺激。对刺激强度需求高的病症一般选用指掐法。指按法和指掐法都要有持续性和渗透力。

2. 弹拨法及揪法

（1）弹拨法：又称拨法，是指用手指端面着力，沿着肌肉、筋腱等组织垂直方向进行拨动的一种手法，有通经活络、行气活血等作用。

操作要点：弹拨时，以拇指指端面或桡侧面吸定部位，拇指适当用力点压至一定深度，待有酸胀感时，再做与肌纤维、肌腱、韧带或经络、经筋呈垂直方向的单向或来回拨动，也可双拇指重叠操作。

（2）揪法：是指用屈曲的示指与中指或用拇指与屈曲的示指夹住所施部位的皮肤，进行扯、揪或扯而拧之，使局部皮肤自指间滑脱而出的一种手法，亦称为扯法、拧法，是广泛流传于民间的一种推拿手法，有疏通经络、引邪外出等作用。

操作要点：揪时，用屈曲的示指尺侧面和屈曲的中指桡侧面，或用拇指指面和屈曲的示指中节桡侧面着力，夹住施术部位的皮肤，进行拉扯、揪扯或拧扯操作，使局部皮肤自指间滑脱而出。操作时，手指可蘸清水或润滑剂，随蘸随揪。以皮肤出现红紫色斑痕为度，称为"揪痧"，是排邪气的重要方法。

练一练

1. 阐述指按法及指掐法的操作要点及二者间的区别。
2. 阐述揪法的操作要点。

（二）针刺法

针刺法是将针灸针等特定器具刺入人体特定穴位，通过提插、捻转等刺激，调节体内经络气血运行，从而达到防病治病目的的一种特色疗法。针刺具有疏通经络、调和阴阳和扶正祛邪的作用。根据针具的不同，针刺可分为毫针刺、梅花针扣刺及三棱针刺络放血等。

操作要点：针刺根据进针手法不同，可分为单手进针法和双手进针法（后者又分指切进针法、夹持进针法、提捏进针法和舒张进针法等）。单手进针法（图2-35）操作时，常以拇、示指指腹持针，中指指腹抵住针身下段，对准穴位，中指指端紧抵腧穴皮肤；拇、示指向下用力按压刺入，快速将针刺入。刺入时应保持针身直而不弯。指切进针法又称爪切进针法（图2-36），进针时，押手拇指或示指指甲切掐固定腧穴处皮肤；刺手拇、示、中指三指指腹持针；将针身紧贴押手指甲缘快速刺入，本法适宜于短针的进针。提捏进针法（图2-37）进针时，押手提捏穴旁皮肉；刺手拇、示、中指三指指腹持针；刺手持针快速刺入

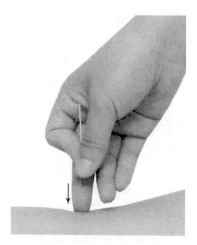

图2-35　单手进针法

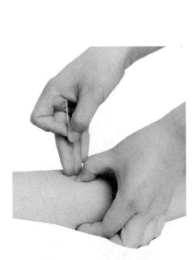

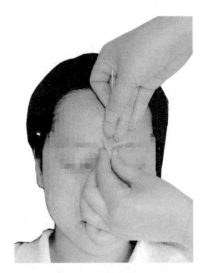

图2-36　指切进针法　　　　　图2-37　提捏进针法

腧穴；刺入时常与平刺结合，本法适用于皮肉浅薄部位腧穴的进针。

　　针刺角度是指进针时针身与皮肤表面所形成的夹角。一般分直刺、斜刺、平刺三种。直刺（图2-38）是指进针时针身与皮肤表面成90°垂直刺入，适用于大部分腧穴。斜刺（图2-39）是指进针时针身与皮肤表面成45°左右倾斜刺入，适用于肌肉浅薄处或内有重要脏器，或不宜直刺、深刺的腧穴。平刺（图2-40）是指进针时针身与皮肤表面成15°左右沿皮刺入，适用于皮薄肉少部位的腧穴。

　　行针的基本手法主要有提插法、捻转法两种，两法可单独应用，又可配合应用。提插法（图2-41）是将毫针刺入腧穴一定深度后，施以上提、下插动作的操作方法，是毫针行针的基本手法，多用于肌肉较丰厚部位的腧穴行针。捻转法（图2-42）是指将针刺入腧穴一定深度后，施以向前向后的捻转动作，使针在腧穴内反复前后旋转的行针手法，是毫针行针的基本手法，适用于人体绝大多数部位的腧穴。

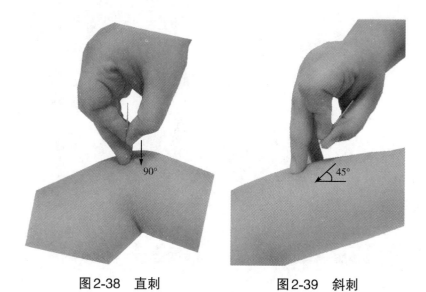

图2-38　直刺　　　　　　　　图2-39　斜刺

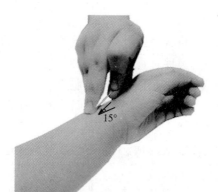

图2-40　平刺

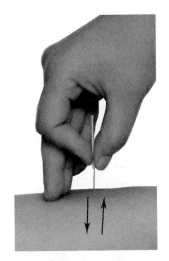

图2-41 提插法

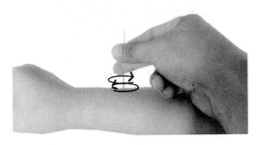

图2-42 捻转法

想一想

处理急症时针刺手法、进针角度和行针方法的选择依据和操作要点各是什么？

（三）刮痧法

刮痧是指使用牛角、砭石等不同材质的工具，以刮痧油为润滑介质，在体表相应部位进行刮擦，以皮肤局部出现红色粟粒状或暗红色出血点等"出痧"变化为主要目的的一种外治技术，是中医的一项治疗性操作方法，有疏通经络、调畅气血、清热泻火等作用，多用于实证和热证。

操作要点：在刮摩部位涂抹红花油或清水等润滑剂，使皮肤表面光滑滋润，将刮痧板成45°～90°（图2-43），沿一定方向刮摩，直到皮肤出现紫红色瘀点、瘀斑（即出痧），用力要均匀、适中、平稳，切记忽快忽慢，以能耐受为度。

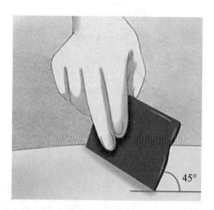

图2-43　刮痧操作示意

练一练

在亲友身上选取一个适当部位进行刮痧操作。

二、日常常见急症的具体传统疗法

（一）中风急救处方

中风是指以突然昏倒，不省人事，半身不遂，口眼歪斜，言语不利为主症的病症，轻者可无昏倒而仅见半身不遂、口眼歪斜等症，相当于西医的脑卒中，本病发病急、进展快、危害大，需及时救治。万一遇到，不妨先用中医传统疗法紧急处理，以争取宝贵时间。

1. 指掐合谷穴和太冲穴

（1）穴位定位

1）合谷穴：为手阳明大肠经原穴，在手背，第1、2掌骨间，当第2掌骨桡侧的中点处（图2-44），有通经活络、舒筋利节、宣肺理气、疏风解表和调理胃肠等作用，可用于治疗头面五官诸疾、发热恶寒、胃痛、腹痛等病症。

2）太冲穴：为足厥阴肝经原穴，位于足背，第1、2跖骨间，跖骨结合部前方凹陷中，或触及动脉波动处（图2-45），有平肝息风、清热利湿、通络止痛等作用，可用于治疗中风、眩晕、头痛、月经不调、痛经等病症。

（2）注意事项：两穴可以选取一侧同时进行刺激。一般指掐时间越长，力度越大，疗效越持久。也可借助随身携带的钝性物体代替指掐，以增强力度和效果。急救时要注意把握好时间与力度，一般要持续操作，或轻、重力度交替操作，直到症状明显缓解。

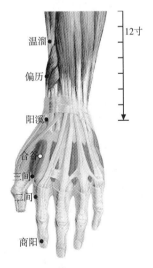

图2-44　合谷穴

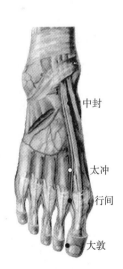

图2-45　太冲穴

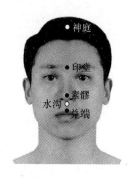

图2-46　人中穴

2. 针刺人中穴和十宣穴

（1）穴位定位

1）人中穴：为督脉经穴，别名水沟、鬼宫，在面部，当人中沟正中线上1/3与下2/3交点处（图2-46），有醒神开窍、调和阴阳、镇静安神、解痉通脉等功用，可用于治疗晕厥、昏迷、癫狂、痫证、惊风、口眼歪斜、腰脊强痛、闪挫腰痛等多种病症，为急救要穴。

2）十宣穴：为经外奇穴，在手十指尖端，距指甲游离缘0.1寸处，左右共十穴（图2-47），有开窍醒神、通经活络、理气镇痛、祛风散寒等功效，可用于抢救休克、中暑、昏迷、晕厥、小儿惊厥、指端麻木、高热、咽喉肿痛、癫痫等病症，为急救要穴。

（2）注意事项：针刺人中穴时，要向上倾斜45°斜刺。针刺十宣穴时要强刺激，才能有效遏制中风进展。如果没有针，也可用手指（即指针）或其他钝性物品替代，但效果不及针刺。

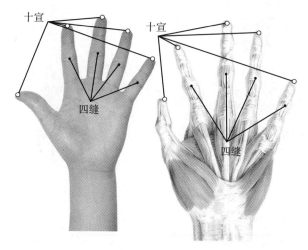

图2-47　十宣穴

3. 从上往下沿百会穴、风池穴、风府穴、大椎穴一线刮痧

（1）穴位定位

1）百会穴：为督脉穴位，在头部，当前发际正中直上5寸，或当头部正中线与两耳尖连线的交点处（图2-48），有开窍醒神、疏通经络、提升阳气等作用，可用于治疗尸厥、癫狂、痫证、痴呆、失眠、健忘、头痛、眩晕、耳鸣等多种病症。

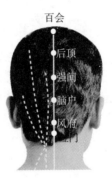

图2-48　百会穴

2）风池穴：为足少阳胆经穴位，在项部，当枕骨之下，与督脉的风府穴相平，胸锁乳突肌与斜方肌上端之间的凹陷处（图2-49），有疏风清热、通宫利窍、醒脑安神等作用，主治中风、癫痫、头痛、眩晕、耳鸣、耳聋、感冒、鼻塞、目赤肿痛、口眼歪斜、颈项强痛等。

3）风府穴：为督脉腧穴，在项部，当后发际正中直上1寸，枕外隆凸直下，两侧斜方肌之间凹陷中（图2-50），有清热散风、通关开窍等作用，主治头痛、项强、眩晕、鼻衄、咽喉肿痛、中风不语、半身不遂、癫狂等病症。

4）大椎穴：又名百劳穴，为督脉穴位，在第7颈椎棘突下凹陷处（图2-50），是督脉与人体十二正经中所有阳经的交汇点，总督一身之阳，是解表退热的常用穴。有清热解表、清脑安神、舒筋活络、消肿止痛等作用，常用于治疗高热、头痛、角弓反

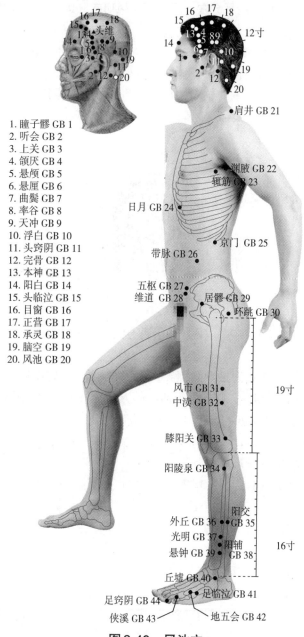

1. 瞳子髎 GB 1
2. 听会 GB 2
3. 上关 GB 3
4. 颔厌 GB 4
5. 悬颅 GB 5
6. 悬厘 GB 6
7. 曲鬓 GB 7
8. 率谷 GB 8
9. 天冲 GB 9
10. 浮白 GB 10
11. 头窍阴 GB 11
12. 完骨 GB 12
13. 本神 GB 13
14. 阳白 GB 14
15. 头临泣 GB 15
16. 目窗 GB 16
17. 正营 GB 17
18. 承灵 GB 18
19. 脑空 GB 19
20. 风池 GB 20

肩井 GB 21
渊腋 GB 22
辄筋 GB 23
日月 GB 24
京门 GB 25
带脉 GB 26
五枢 GB 27
维道 GB 28
居髎 GB 29
环跳 GB 30
风市 GB 31
中渎 GB 32
膝阳关 GB 33
阳陵泉 GB 34
阳交 GB 35
外丘 GB 36
光明 GB 37
阳辅 GB 38
悬钟 GB 39
丘墟 GB 40
足临泣 GB 41
地五会 GB 42
侠溪 GB 43
足窍阴 GB 44

12寸

19寸

16寸

图2-49 风池穴

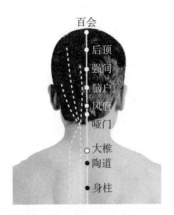

百会
后顶
强间
脑户
风府
哑门
大椎
陶道
身柱

图2-50　风府穴及大椎穴

张、肩背痛、咳嗽等病症。

（2）注意事项：刮痧期间及刮后注意保暖，避免局部受风；刮痧力度因人而异；凝血功能障碍、过饥、过饱、过劳、骨折者和皮肤破损处等禁刮；刮痧中若出现头晕、目眩、心悸、出冷汗、面色苍白、恶心欲吐等晕刮现象，应立即停止刮痧。

（二）冠心病心绞痛急救处方

冠心病患者由于情绪激动、剧烈运动、酗酒等常易诱发心绞痛，心绞痛是一组临床综合征，多表现为胸部压榨性疼痛、胸闷等，救治不及时可危及生命。在没有药物等前提下，掌握中医急救技能可挽救生命。

1. 弹拨极泉穴和揪腋前大筋

（1）穴位定位

1）极泉穴：为手少阴心经穴位，在腋窝正中，腋动脉搏动处（图2-51），有宽胸理气、活血通络等作用，可用于胸痛、胸闷、心悸、胸胁痛、腋下肿、肩臂不举等病症的治疗。

2）腋前大筋：位于肩胸关节交界之处，为肩前和胸侧连接位置，腋前大筋是手三阴经入脏腑的汇集之处（图2-52），有调和心脉、疏通气血、活络止痛等作用，可用于冠心病、心绞痛所

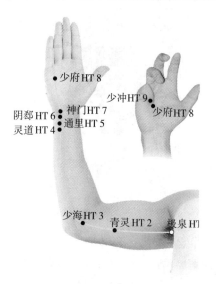

图2-51 极泉穴

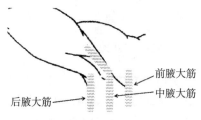

图2-52 腋前大筋

致的心痛、胸闷、心悸等症的治疗。

（2）注意事项：弹拨时要有渗透力，应带动皮下组织一起运动，用力要轻重得当；因心脏在左侧，故首选左侧极泉穴和腋前大筋进行急救。

2. 指掐内关穴、心脏点和阴郄穴

（1）穴位定位

1）内关穴：为手厥阴心包经穴位，在前臂掌侧，腕横纹上2寸，当掌长肌腱与桡侧腕屈肌腱之间处（图2-53），有宽胸理气、

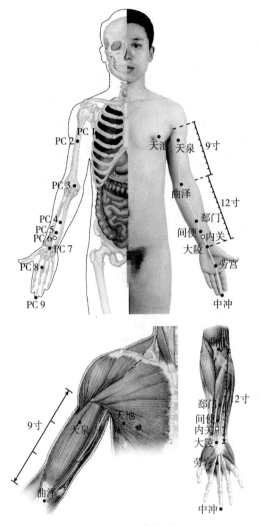

图2-53 内关穴

宁心安神、和胃止呕、止痛等作用，可用于治疗心痛、胸痛、心悸、胃痛等病症。

2）心脏点：又名外劳宫穴，为经外奇穴。在手背，中指掌骨与环指掌骨沟中，掌指关节后0.5寸（图2-54），有醒神开

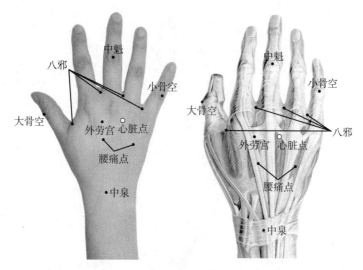

图2-54　心脏点

窍、活血化瘀、通络止痛等作用，可用于初发心脏病的整治调适，如心律不齐、冠心病、缺血性心脏病及心搏骤停时的急救等。

3）阴郄穴：为手少阴心经穴位，在前臂掌侧，当尺侧腕屈肌腱的桡侧缘，腕横纹上0.5寸（图2-55），有宁心安神、凉血止血等作用，可用于治疗心痛、心悸、失音、衄血、骨蒸盗汗、虚热等病症，为急救要穴。

（2）注意事项：指掐时注意力度要因人而异；急救时，也可以借助随身携带的钝性物体，如圆珠笔的尾端代替手指按掐；因心脏在左侧，故首选左侧穴位进行急救操作。

（三）胃痛、腹痛急救处方

急性胃痛、腹痛是日常中较为常见的症状，多与急性胃肠炎有关，常由贪凉饮冷、饮食不洁等诱发。中医处理急性胃痛、腹痛操作方便，能够快速止痛。一般采用指按或针刺足三里穴、内关穴、曲池穴。

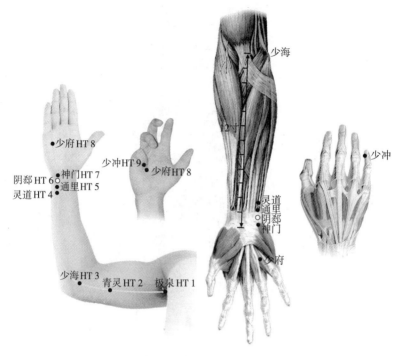

图2-55 阴郄穴

（1）穴位定位

1）足三里穴：为足阳明胃经穴位，在小腿前外侧，当犊鼻穴（外膝眼）下3寸，距胫骨前嵴外一横指处（中指）（图2-56），有补益气血、和胃降逆、升清降浊、清热养阴等功效，可用于治疗急性胃痛等胃肠病症、下肢痿痹、神志病、外科疾患和虚劳诸证。

2）内关穴：见前述指掐内关穴处。

3）曲池穴：为手阳明大肠经穴，曲肘成直角，在肘横纹外侧端与肱骨外上髁连线中点处（图2-57），有清热解表、散风止痒、消肿止痛、调和气血、疏经通络等作用，可用于治疗头痛、眩晕、失眠、健忘、癫狂、痫证、中风、半身不遂等。

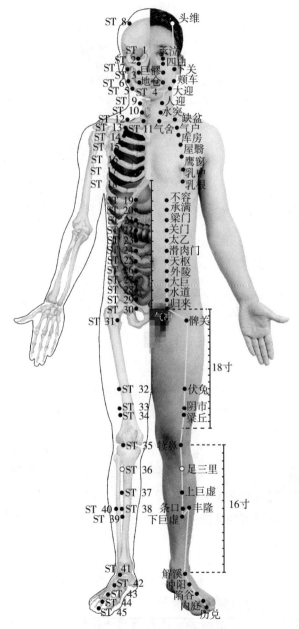

图2-56 足三里穴

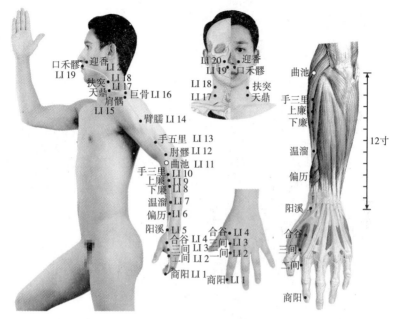

图2-57 曲池穴

（2）操作要点：所谓"宁失其穴，勿失其经"，在取穴时，定位做参考，可选定位点上下的疼痛反应点进行救治操作；指按操作时，注意力度要适中和有渗透力；胃痛救治中，三穴使用较多，腹痛时足三里穴和曲池穴使用较多。

（四）痛经急救处方

痛经是女性发病率较高的病症之一，多与受寒、饮冷等有关。中医处理痛经便捷而有效。一般采用指按或针刺三阴交穴、太冲穴。

（1）穴位定位

1）三阴交穴：为足太阴脾经穴位，在小腿内侧，当足内踝尖上3寸，胫骨内侧缘后方（图2-58），有健脾和胃、疏肝益肾、通调经血等作用，可调补肝、脾、肾三经气血，对痛经、月经不调、高血压、糖尿病、冠心病、腹痛、腹泻等效果显著。

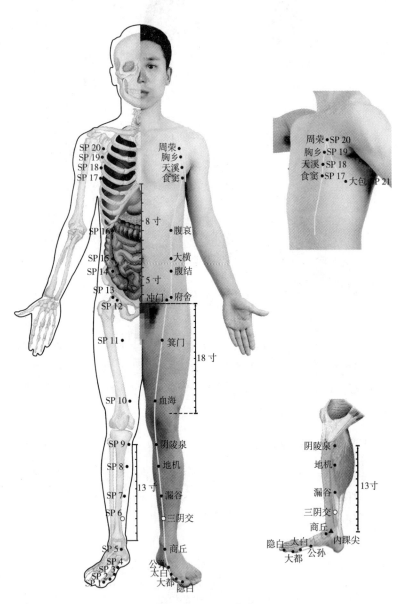

图2-58 三阴交穴

2）太冲穴：见前述指掐太冲穴处。

（2）操作要点：一般痛经，针刺三阴交一穴即可，若不效者，可加太冲穴；痛经多由受寒引起，处理时注意避免小腹和操作部位感受风寒。指按或针刺止痛后，还要改变不良的生活习惯。

（五）腰痛急救处方

一般采用指掐人中穴、后溪穴，针刺委中穴、腰痛点。

（1）穴位定位

1）人中穴：见前述针刺人中穴处。

2）后溪穴：为八脉交会穴，通督脉，在手太阳小肠经，手掌尺侧，微握拳，当第5掌指关节后的远侧掌横纹头赤白肉际处（图2-59），有强督化气、通络止痛等作用，可用于头痛项强、落枕、耳聋、耳鸣、腰背腿痛等病症。

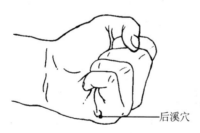

图2-59 后溪穴

3）委中穴：为足太阳膀胱经穴位，位于膝后区，腘横纹的中点，在腘窝正中（图2-60），有舒筋活络的作用，主治腰痛、腹痛、急性吐泻、小便不利、遗尿、丹毒等多种病症。

4）腰痛点：为经外奇穴，在手背，当第2、3掌骨间及第4、5掌骨之间，腕背侧远端横纹与掌指关节中点处，一手2个穴位（图2-54），有活血止痛、舒筋通络、化痰息风的作用，可用于急性腰扭伤、腰肌劳损、手背肿痛、腕关节炎、小儿急惊风等

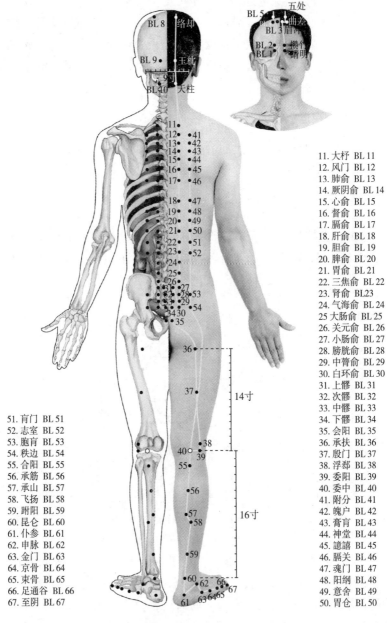

11. 大杼 BL 11
12. 风门 BL 12
13. 肺俞 BL 13
14. 厥阴俞 BL 14
15. 心俞 BL 15
16. 督俞 BL 16
17. 膈俞 BL 17
18. 肝俞 BL 18
19. 胆俞 BL 19
20. 脾俞 BL 20
21. 胃俞 BL 21
22. 三焦俞 BL 22
23. 肾俞 BL23
24. 气海俞 BL 24
25 大肠俞 BL 25
26. 关元俞 BL 26
27. 小肠俞 BL 27
28. 膀胱俞 BL 28
29. 中膂俞 BL 29
30. 白环俞 BL 30
31. 上髎 BL 31
32. 次髎 BL 32
33. 中髎 BL 33
34. 下髎 BL 34
35. 会阳 BL 35
36. 承扶 BL 36
37. 殷门 BL 37
38. 浮郄 BL 38
39. 委阳 BL 39
40. 委中 BL 40
41. 附分 BL 41
42. 魄户 BL 42
43. 膏肓 BL 43
44. 神堂 BL 44
45. 譩譆 BL 45
46. 膈关 BL 46
47. 魂门 BL 47
48. 阳纲 BL 48
49. 意舍 BL 49
50. 胃仓 BL 50

51. 肓门 BL 51
52. 志室 BL 52
53. 胞肓 BL 53
54. 秩边 BL 54
55. 合阳 BL 55
56. 承筋 BL 56
57. 承山 BL 57
58. 飞扬 BL 58
59. 跗阳 BL 59
60. 昆仑 BL 60
61. 仆参 BL 61
62. 申脉 BL 62
63. 金门 BL 63
64. 京骨 BL 64
65. 束骨 BL 65
66. 足通谷 BL 66
67. 至阴 BL 67

图2-60 委中穴

病症。

（2）操作要点：若腰痛集中在后中心（即督脉循行位置），首选人中穴和后溪穴，可配腰痛点；若腰痛集中在两侧（即膀胱经循行位置），首选委中穴和腰痛点。

读一读

中医急救案例再现

2018年3月26日凌晨5点30分，重庆开往福州的K1270次列车上，一位老人突发疾病。湖北省中医院护士刘芙蓉听到寻找医护人员的广播后，第一时间赶到老人身边为其施救。"我身上没有带药物和其他器械，只有随身携带的一块刮痧板和一瓶刮痧油，听到广播啥也没想，拿上就跑"，刘芙蓉回忆，她到达老人身边后，亮明医护人员的身份，一边安抚老人，一边观察病情："这个爹爹躺在地上，嘴巴歪斜，无法回答问话，还不停地流口水，右边的手和腿都无法动弹，我初步判断这是轻微的中风。"测血压提示高压170mmHg，情况危急。列车还有2个多小时才能到下一站武昌。刘芙蓉马上用刮痧板刮老人头部的百会穴、四神聪穴和颈项部的风池穴、风府穴、大椎穴及手上的心经、心包经等经脉穴位。刮痧15分钟后老人渐渐能说话了，血压高压值也慢慢降至130mmHg，呼吸和脉搏也逐渐恢复正常。在停靠武昌站时，刘芙蓉又将老人送上救护车，至医院进一步治疗。

想一想

1. 什么是刮痧？它都能处理哪些急症？具体如何操作？
2. 中医传统疗法还有哪些？还能处理哪些急危病症？

第三篇 以体保健

——科学运动，守护健康

陆游曰："少年骑马入咸阳，鹘似身轻蝶似狂。蹴鞠场边万人看，秋千旗下一春忙。"苏轼曰："老夫聊发少年狂，左牵黄，右擎苍。锦帽貂裘，千骑卷平冈。"古诗词中不仅展现了体育运动的活力和魅力，也反映了古人对健康的追求。毛泽东提出，"体育于吾人实占第一之位置，体强壮而后学问道德之进修勇而收效远"，体育在人的发展中占有首要位置。"体育者，人类自养其身之道，使身体平均发达，而有规则次序之可言者也。"体育是使身体均衡发展的重要方式。从古至今，体育运动对促进身体健康的重要性不言而喻。作为新时代青年大学生，要掌握科学运动的基本知识，掌握相应的急救技能；要学会通过"察""言""观""色"来判断运动者的身体状况，学会处理常见运动性疾病；要学会运用"望""闻""问""切"来评估运动后的身体状态，科学做好恢复工作。习近平总书记指出："体育承载着国家强盛、民族振兴的梦想。体育强则中国强，国运兴则体育兴。"作为新时代青年大学生，要科学地参与体育运动，在体育锻炼中享受乐趣、增强体质、健全人格、锻炼意志。

第一节　运动前——重学习、会预防

药与疾相当，何恙不能已。良医善用药，疾去药亦止。晨晡节饮食，劳佚时卧起。藉臼米长生，耄期直易尔。

——陆游《东斋杂书十二首（其十）》

这首诗的作者陆游强调了饮食和作息的重要性，建议人们根据一天中的不同时间来调整饮食和休息，通过适当的饮食和健康的生活方式，达到长寿。

作为新时代的大学生，要养成健康的生活方式，掌握基本的运动技能，学会预防常见运动性疾病，成为守护健康的主力军。

科学运动，守护健康，从我做起！

学一学

任务1：学习健康生活方式的相关内容。

任务2：学会预防常见运动性疾病。

一、健康的生活方式

世界卫生组织对健康的定义是："健康不仅指一个人身体没有出现疾病或虚弱现象，而且指一个人生理上、心理上和社会上的完好状态。"健康的生活方式主要包括合理的膳食、适量的运动、规律的作息等方面。因此，健康的生活方式对于个体的身心全面发展起着积极的作用。

（一）合理的膳食

2022年，我国发布了中国居民平衡膳食宝塔（图3-1），宝塔形象化的组合，遵循了平衡膳食的原则，体现了在营养上比较理想的基本食物构成。宝塔共分5层，各层面积大小不同，体现了

5大类食物和食物量的多少，标明了成人每人每天各类食物摄入量的建议值范围。

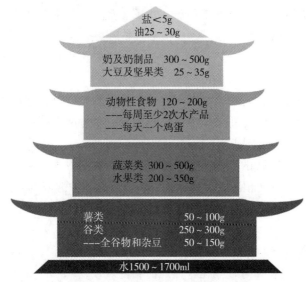

图3-1 中国居民平衡膳食宝塔

对于超重和肥胖人群，应降低每餐的能量摄入，少吃高能量食物，如油炸食品、含糖烘焙糕点、糖果、肥肉等；多吃富含膳食纤维的食物，如全谷物食物、新鲜蔬菜和水果等；规律饮食、控制进食速度、避免暴饮暴食等也有利于保持健康体重。

作为新时代的大学生，要学会科学膳食，不挑食、不偏食，多吃粗粮、水果和蔬菜，保证合理的营养供应。

（二）适量的运动

适量运动通常指的是根据个人的健康状况、年龄、性别、生活习惯等因素，选择适合自己体能水平的运动方式，并控制运动的频率、强度和时间，以达到促进身体健康、提高身体功能和预防疾病的目的。

1. 有氧运动 也称为心血管运动或耐力运动，是一种以提高心肺功能为目的的体育活动。有氧运动的特点是运动强度低、持续时间长，可以帮助燃烧卡路里，是体育运动的基本方法。常见的有氧运动包括快走、慢跑、游泳、骑自行车等。

注意事项：根据个人体能选择合适的运动强度和时间，每周锻炼频率在3次以上，每次锻炼时间为30～60分钟，靶心率在160～170次/分。运动前后进行5～10分钟的热身和拉伸，预防受伤。穿着适合运动的服装和鞋子。运动中保持适当的水分补充。保证足够的营养摄入，给身体足够的休息时间，避免过度训练。

2. 无氧运动 又称为力量训练或阻力训练，主要通过短时间的高强度活动来增强肌肉力量和耐力。与有氧运动不同，无氧运动的运动强度较高，通常在短时间内进行。每次运动的持续时间较短，通常在几秒到几分钟之间。对肌肉施加较大的负荷，以促进肌肉生长和力量增加。常见无氧运动包括举重、俯卧撑、引体向上、深蹲、跳跃、冲刺跑、投掷等。

注意事项：学习正确的运动姿势，运动前后进行热身和拉伸，避免受伤。逐渐增加重量和难度，避免过度训练，确保肌肉有足够的恢复时间。确保摄入足够的蛋白质和其他营养素，支持肌肉恢复和生长。佩戴适当的安全设备，如举重带、护膝等。

健康知识加油站

传统体育的瑰宝——八段锦

八段锦是一种传统的中国健身气功，起源于宋朝，至今已有上千年的历史。它由八组动作组成，每一组动作都旨在调理身体的不同部位，达到强身健体、预防疾病的效果。它动作节奏缓慢、简单易学，注重身体动作与内在气息的协调，有助于全面放松身心，减少压力，达到内外兼修的效果。

双手托天理三焦：调理三焦经，促进气血流通。

左右开弓似射雕：调理肝经，缓解肩背疼痛。

调理脾胃须单举：调理脾胃，促进消化。

五劳七伤往后瞧：调理心肺，缓解疲劳。

摇头摆尾去心火：调理心经，降低心火。

双手攀足固肾腰：调理肾经，强化腰肾。

攒拳怒目增气力：调理肝经，增强体力。

背后七颠百病消：调理全身，促进健康。

扫码看视频练习八段锦

注意事项：练习时穿着宽松、舒适的衣服，避免饭后立即进行。初学者应从慢速开始，动作逐渐加快且增加熟练度。注意动作与呼吸的协调，避免憋气或过度呼吸。学习正确的动作要领，避免错误动作导致伤害。

作为一名大学生，需要掌握适量运动的相关内容，科学地进行体育锻炼。

健康知识加油站

体重指数

体重指数（body mass index，BMI）是衡量人体胖瘦程度的一个常用标准，其计算方式是体重（kg）除以身高的平方（m^2）。依据现行《成人体重判定》（WS/T 428—2013）行业标准，我国成人体重指数应维持在$18.5 \leqslant BMI < 24.0$，$BMI < 18.5$为体重过低，$24.0 \leqslant BMI < 28.0$为超重，$BMI \geqslant 28.0$为肥胖。成年男性腰围$\geqslant 90cm$、女性腰围$\geqslant 85cm$为中心型肥胖，$85cm \leqslant$男性腰围$< 90cm$、$80cm \leqslant$女性腰围$< 85cm$为中心型肥胖前期。

根据世界卫生组织发布的指南，为了保持健康，成人每周应至少进行150分钟中等强度或75分钟高强度的运动。

健康知识加油站

适宜的运动时间和强度

运动时间是指一个人进行身体锻炼的时间长度。适宜的运动时间取决于多种因素，包括个人的健康状况、运动目标、运动类型和个人偏好。如果你是刚开始运动，建议从每次20～30分钟的中等强度运动开始，每周至少3次。如果你已经有规律的运动习惯，可以逐渐增加运动时间到每次45～60分钟，每周3～5次。

运动强度是指在锻炼过程中身体所承受的力度或能量消耗水平，是衡量运动量的重要指标之一，一般用心率来表示。一般认为，大学生运动时心率120次/分为小强度，120～140次/分为中等强度，160次/分为大强度。

适宜的运动强度一般用靶心率来控制：以本人最大心率的 $60\% \sim 80\%$ 的强度作为标准。最大心率 $=220-$ 年龄，靶心率 $=（220-$ 年龄 $）\times（60\% \sim 80\%）$。

作为新时代的大学生，要坚持循序渐进的原则进行体育运动，积极参加各级各类体育竞赛，全面提高运动水平。

健康知识加油站

体育锻炼改变人生——钱伟长院士的体育故事

钱伟长院士是中国近代力学的奠基人之一，同时也是一位热爱体育的科学家。他在清华大学读书时，由于家境贫寒，身体瘦弱，入校身高仅1.49m，跑200m就累得上气不接下气，被编入"体弱班"。在马约翰教授的鼓励和指导下，钱伟长苦练长跑和跨栏，成为校足球队主力左前锋，并入选过国家队，参加远东奥林匹克运动会。

钱伟长认为，体育不仅仅是锻炼身体，更是一种精神的培养。他倡导体育教学，强调体育对个人意志品质的锤炼，他的体育思想被视为培养全面发展人才的重要理念。

（三）规律的作息

规律的作息指的是按照一定的时间表进行日常活动，包括睡眠、饮食、工作、学习和其他生活习惯，以形成稳定的生物钟和生活节奏。它对维持身体功能、提高工作和学习效率、促进心理健康都有积极作用。长期坚持规律作息，可以帮助减少压力、预防疾病，提高生活质量。

作为新时代的大学生，要养成早睡早起的习惯，最好保证 $7 \sim 9$ 个小时的睡眠，确保身体得到充分休息。

健康知识加油站

节选毛泽东主席《体育之研究》
——做新时代健康守护者

毛泽东主席于1917年4月在《新青年》第三卷2号上，以"二十八画生"署名发表了著名的体育论文《体育之研究》。

文中，毛泽东主席写道：体育一道、配德育与智育，而德智皆寄于体，无体是无德智也。强调了体育是基础，因为一个健康的身体是承载知识和道德的前提。

"凡事皆宜有恒，运动亦然"，毛泽东主席提倡在体育锻炼中要有恒心，即持续不断地进行锻炼，而不是三天打鱼，两天晒网。通过每天定时定量的锻炼，可以养成运动的习惯，使得身体逐渐适应并从中受益。

"运动既久，成效大著，发生自己价值之念。以之为学则胜任愉快，以之修德则日起有功，心中无限快乐，亦缘有恒而得也。"毛泽东主席指出，运动的效果并非一蹴而就，而是随着时间的推移逐渐显现。体育不仅能锻炼身体，还能培养意志、增进知识、调节情感，并最终带来心理上的愉悦。

《体育之研究》提醒人们要认识到运动对个人发展的多方面益处，鼓励人们培养长期坚持运动的习惯。体育活动的价值远远超出了简单的身体锻炼，它对个人的心理健康、道德修养和整体幸福感都有着深远的影响。

防一防

一、预防常见运动性疾病

（一）运动性晕厥

运动性昏厥是在运动过程中或运动后由于脑部短暂血液供应不足导致的意识丧失。

预防措施：坚持科学系统的训练，避免过度疲劳和过度紧张，避免在夏季高温、高湿条件下进行长时间运动。进行长距离运动时要及时补充糖、盐和水分，防止脱水和电解质失衡。疾跑后不要骤停，应继续慢跑一段并做深呼吸，帮助身体逐渐恢复。不宜在闭气下进行长距离游泳，水下游泳运动应有安全监督措施。疾病恢复期和年龄较大的人在参加运动时应遵循运动处方。

（二）运动性缺氧

运动性缺氧是指在运动过程中，由于身体对氧气的需求增加，而氧气供应不足以满足这种需求，导致血氧水平下降的状况。

预防措施：在进行正式运动前，做好充分的热身活动，包括拉伸和轻度的心肺活动，以提高身体对运动的适应性。控制适当的运动量，根据个人的体能水平逐步增加运动强度和时间。在运动中保持合理的呼吸节奏，不要屏气或过度换气。运动前、中、后适量补充水分，维持体液平衡。运动中适时进行休息，尤其是在高强度运动后，避免突然停止。在高海拔地区运动时，要注意逐步适应高海拔氧气稀薄的环境，避免急性高原病。

（三）运动性腹痛

运动性腹痛是指在进行体育运动，尤其是在中长跑、马拉松等剧烈运动时发生的腹部疼痛。这种情况通常是由于运动前准备活动不充分、活动强度增加过大、身体状况不佳，或者运动前吃得太饱、饮水过多，或者腹部受凉等原因引起的。

预防措施：避免饮食或饮水过多，饭后应休息1.5～2.0小时后再进行剧烈运动。运动前要充分做好准备活动，坚持循序渐进。运动中要注意呼吸节奏。夏季运动时适当补充盐分。

（四）肌肉痉挛

肌肉痉挛通常被称为"抽筋"，是一种肌肉自发的强直性收缩。运动时间过长、强度过大导致肌肉疲劳，或大量出汗导致肌肉内环境发生改变，或肌肉受到寒冷刺激体温发生变化，都会发生肌肉痉挛。

预防措施：在运动前进行有效的热身。确保运动期间和运动后补充足够的水分。保证饮食中含有足够的电解质，如钾、钠、钙和镁。避免突然增加运动强度或时间。在寒冷环境中进行活动时，确保身体保暖。

（五）"极点"现象

"极点"现象通常指的是在进行长时间锻炼过程中可能会经历的感到胸闷、呼吸困难、肌肉酸痛、速度明显减慢等暂时性的极度疲劳状态。

预防措施：逐步增加运动强度和时间，帮助身体适应耐力运动的需要。在运动前、中、后补充适当的能量和电解质，以维持能量供应和防止脱水。通过心理训练和策略，提高锻炼者的意志力和应对极点的能力。在运动过程中适当调整运动节奏和呼吸模式，以减轻疲劳感。

（六）踝关节扭伤

在外力作用下，关节骤然向一侧活动而超过其正常活动度时，引起关节周围软组织如关节囊、韧带、肌腱等发生撕裂伤，称为关节扭伤。其中，以踝关节扭伤最为常见。

预防措施：穿着合适、支撑性好的运动鞋，确保有足够的脚踝保护，确保运动场地平整，避免在不平整或湿滑的地面上运动。在运动前进行充分的热身，包括慢跑、跳跃和拉伸等，以提高关节和肌肉的准备状态，提高脚踝周围的肌肉力量和耐力。学习和掌握正确的运动技巧，避免不当的运动姿势。在运动中要注意避免过度疲劳，适时休息。运动后进行适当的拉伸，有助于减少肌肉紧张和僵硬。

练一练

1. 小明的体重是70kg，身高是1.75m，请问他的BMI是多少？

2. 李刚同学今年20岁，请问他的最大心率是多少？他在进行锻炼时的靶心率范围是多少？

3. 如何判断中心型肥胖？

4. 请你说一说八段锦的动作名称。

5. 肌肉痉挛的预防措施有哪些？

第二节　运动中——重观察、会应用

古希腊格言："如果你想强壮，跑步吧！如果你想健美，跑步吧！如果你想聪明，跑步吧！"毛泽东主席提出："发展体育运动，增强人民体质。"可以说，从古至今，人们对体育运动的好处的认识是相当深刻的，体育运动不仅可以增强心肺功能、提高肌肉力量和耐力，还能提高生活质量，促进人的全面发展。

学一学

任务1：学会在运动中运用"察言观色"基本方法，提高运动的安全性。

任务2：学会常见运动性疾病的急救措施。

　　科学的体育运动能够提高人们的心肺功能、增强肌肉力量、预防慢性疾病。但是，体育运动中也存在着一定的风险。作为新时代的大学生，要学会在运动中重视观察，能够运用"察言观色"基本方法，确保运动安全。

一、运动中的"察"

　　在运动中要密切观察运动者的呼吸频率和深度、心率、情绪反应等因素，及时调整运动强度，确保运动安全。

　　运动者出现呼吸急促或不规律是运动强度过高的信号。在跑步时，可以采取每2步呼吸1次或每3步呼吸1次的模式。运动中的心率控制在 $120 \sim 160$ 次/分为适宜的运动心率，可以使用运动手环或者智能手表来动态记录运动时的心率，确保心率保持在安全和有效的范围内。此外，要及时观察运动者在运动中的情绪表达和自我感觉，如出现烦躁、焦虑、疲劳、呼吸困难、头晕或者疼痛等信号，应及时调整运动强度或者休息。

二、运动中的"言"

　　在运动中进行言语观察是一种有效的监测方法，可以帮助判断运动者的运动强度和身体反应。

　　在运动中与运动者进行简短对话，如果运动者能够轻松地对话而不需要停止运动，通常意味着运动强度适中。如果运动者能够在不喘气的情况下说出完整的句子，表明运动强度处于中等水平。当运动者只能说出短句或单词，而不能进行流畅对话时，意味着运动强度较大。如果运动到无法用语言表达，只能通过点头或摇头来交流，这通常表示运动强度过大。

　　运动中语言的连贯性和流畅性可以反映中枢神经系统的负荷，语言连贯性和流畅性的下降可能是疲劳的表现。

　　通过言语观察，运动者本人或运动伙伴可以及时调整运动计划，确保运动者的运动强度既有效又安全。

三、运动中的"观"

在进行体育运动时，要密切注意观察天气变化和运动场地的情况，确保运动安全。

适宜的天气可以提高运动的舒适度和效果，减少受伤的风险。温度在15～25℃通常被认为是最适宜户外运动的温度范围。在高温天气下避免在11～16时的炎热时间段在室外进行运动，选择清晨或傍晚时段进行锻炼，避免中暑或晒伤。

在运动时，同学们要观察运动场地是否存在风险（如不平坦的地面、路滑、障碍物等），确保运动设备和器材处于良好状态，场地周围是否配备急救箱、AED等，通过这些观察措施，可以最大限度地减少运动场地上的潜在风险，为大家提供一个安全的运动环境。

健康知识加油站

第四届黄河石林山地马拉松百公里越野赛之殇

2021年5月22日，甘肃省白银市景泰县举办的第四届黄河石林山地马拉松百公里越野赛暨乡村振兴健康跑在黄河石林南山广场鸣枪开跑。

本次比赛设有百公里越野赛、21公里越野赛、乡村振兴健康跑，吸引了国内外万余名运动员及户外运动爱好者参与。比赛于当天上午9时开始，进行到中午，百公里越野赛高海拔赛段20～31km处，突遭灾害天气，短时间内局地突降冰雹、冻雨，并伴有大风，气温骤降。参赛选手在高海拔赛段遭遇了严重的天气变化，许多人出现了失温现象。

经过赛事组委会和景区应急队伍的紧急救援，先后救出18名参赛人员。截至搜救工作结束，本次事故共导致21名参赛人员遇难，8人受伤。

四、运动中的"色"

运动者脸色和尿液颜色变化可以反映身体对运动负荷的反应和一些可能的健康问题。脸色红润表示血液循环良好，是健康运动状态的表现。脸色苍白可能是由运动强度过大、身体疲劳、低血糖或血液循环问题引起。脸色发青或发紫是机体缺氧的表现，表明身体可能无法有效地输送氧气，需要立即停止运动并寻求医疗帮助。脸色发黄可能与脱水或肝问题有关，需要及时补充水分并检查健康状况。

尿液颜色可以反映身体的水分状态，深黄色可能表明需要补充水分。

用一用

一、常见运动性疾病的急救措施

（一）运动性晕厥

急救措施：①一旦出现运动性晕厥的征兆，应立即停止运动。②让晕厥者平躺下来，头部可以稍微放低，有助于改善大脑的血液供应，可以将晕厥者的下肢抬高至心脏水平以上，促进血液回流至心脏。③解开衣领、腰带等，确保呼吸道畅通。④观察晕厥者的呼吸和脉搏，判断是否需要进行心肺复苏。⑤将晕厥者的头部侧倾，防止呕吐物堵塞呼吸道。⑥如果怀疑是低血糖引起的晕厥，可以给予含糖饮料或食物。

健康知识加油站

埃里克森重返欧洲杯

在2021年欧洲杯B组第一轮丹麦对阵芬兰的比赛中，丹麦球员克里斯蒂安·埃里克森（Christian Eriksen）在比赛进行到第42分钟时突然倒地，失去意识，这一事件引起了全球关注。

埃里克森倒地后，他身边的队友梅勒和克亚尔迅速查看他的舌头是否阻塞呼吸，并检查其他身体部位。8秒后，队医到达现场；14秒后，舒梅切尔组织球员为医疗团队让出空间；37秒后，携带急救设备的医务人员进入场地；52秒后，AED设备到达现场；1分36秒后，医务人员开始对埃里克森进行心肺复苏；救援持续到8分08秒后，救护车专用担架到达现场。

在倒地后13分12秒，埃里克森在医护人员及队友的护送下被担架抬离出场，此时他已经恢复意识，被紧急送往医院接受进一步治疗。埃里克森在医院接受治疗后情况稳定，并在社交媒体上向关心他的人们报了平安。此事件提醒了公众心肺复苏和AED的重要性，以及在心搏骤停情况下的黄金四分钟急救法则。

经历心搏骤停后，埃里克森顽强战胜病魔，重返职业足坛，并在2024年欧洲杯上再次代表丹麦队出战，表现非常出色。在对阵斯洛文尼亚的小组赛中，埃里克森胸部停球后破门，帮助丹麦队战平对手。这是他在欧洲杯上的首粒进球，也是他在经历了心搏骤停事件后的完美回归。

（二）运动性缺氧

急救措施：①立即停止任何运动活动，避免进一步消耗氧气。②坐下或躺下，以减少身体对氧气的需求，并帮助血液回流至心脏。③进行深呼吸，以增加氧气的吸入量。④确保处于通风良好的环境中，以提高吸入空气的氧气含量，如果有条件，进行吸氧治疗。⑤如果有意识且能够吞咽，适量补充水分，但要避免过量。⑥确保有人陪伴，直至症状完全消失。

（三）运动性腹痛

急救措施：①如果出现运动性腹痛，一般建议减慢运动速度，加深呼吸，用手按压疼痛部位或弯腰慢跑一段距离，短时间内疼痛可缓解。②如果数分钟后疼痛仍不减轻，甚至加重，应停止运动，并考虑就医诊治，以排除腹腔内或腹腔外疾病。③口服解痉药物（阿托品等），针刺或手掐足三里、内关、三阴交等穴位。

（四）肌肉痉挛

急救措施：①如果发生肌肉痉挛，应立即停止活动。②轻轻拉伸受影响的肌肉。例如，如果是小腿痉挛，可以坐下来，伸直腿，用手将脚尖向上拉，以拉伸小腿肌肉。③轻轻按摩痉挛的肌肉，以帮助缓解紧张和疼痛。④使用热水袋或温暖的毛巾敷在痉挛的肌肉上，以放松肌肉并提高血流。⑤如果痉挛是由于脱水或电解质失衡引起的，应喝足够的水，并可能需要补充含电解质的饮料。⑥给肌肉足够的时间休息和恢复。

（五）"极点"现象

急救措施：①意识到"极点"是一个暂时的状态，通过保持冷静可以帮助你更好地应对。②深呼吸可以帮助增加氧气的摄入，缓解呼吸急促。③暂时降低运动强度，让身体有时间适应和恢复。④将注意力集中在呼吸或其他身体感觉上，避免过度关注疲劳感。⑤用积极的语言和思维来鼓励自己，相信自己能够克服困难。⑥适量饮水或摄入运动饮料，补充流失的电解质和能量。

⑦可以进行短暂的休息，但避免完全停止运动。⑧检查并调整运动姿势或技术，以减少不必要的能量消耗。

健康知识加油站

800/1000m跑步中如何战胜"极点"

学生体质健康测试中800/1000m跑步是学生们最为困难的测试项目之一，是测试学生心肺耐力的重要手段之一。在测试过程中，同学们会遇到胸闷、呼吸困难、肌肉酸痛等症状，这就是"极点"现象。那么，我们如何战胜它呢？

1. 充分的准备活动　可以进行5～10分钟的慢跑热身，以提高肌肉温度和心率，让身体逐渐进入运动状态，通过动态拉伸来增加肌肉的灵活性和关节的活动范围，如腿摆、臂圈等。进行几组短距离的加速跑、高抬腿、深蹲跳等，以逐步提高跑步速度和神经肌肉的协调性。

2. 规律的呼吸节奏　在跑步过程中，尽量保持呼吸节奏的稳定性，避免因呼吸急促或不规律而影响跑步节奏。尝试将呼吸与步伐同步，如每2步或3步吸气，然后每2步或3步呼气，形成一种有节奏的呼吸模式。

3. 适当降低运动强度　在长跑中，合理分配速度，避免过快消耗体力，稍微放慢速度可以减少对心肺系统和肌肉的负荷。降低运动强度是一种临时的调整，目的是帮助身体适应，避免过度疲劳，并最终达到更好的运动表现。

（六）踝关节扭伤

急救措施：①立即停止活动，避免进一步损伤。②使用拐杖或支具固定脚踝，避免患足负重，减少踝关节活动，避免行走，以防止加重损伤。③在受伤后的24～48小时内使用冰敷，每次10～20分钟，每小时进行一次，有助于消肿镇痛，但不要将冰块直接敷在皮肤上，以免冻伤。④使用弹性绷带加压包扎受伤部位，以减轻肿胀。但要注意不要过紧，以免影响血液循环。⑤将受伤的脚踝抬高至心脏水平以上，以促进血液回流，减轻肿胀。⑥在医生指导下，使用非甾体抗炎药（如布洛芬）缓解疼痛和肿胀。⑦如果扭伤后疼痛剧烈，无法站立或行走，或者踝关节肿胀严重，应及时就医，进行X线检查以排除骨折。⑧对于严重的韧带损伤或骨折，可能需要手术治疗。

健康知识加油站

带伤为国征战——高弘博

2022年北京冬奥会男子单板滑雪U型场地技巧资格赛中，21岁的中国选手高弘博第6名出场。跟其他选手拼尽全力的技惊四座相比，他连一次空中转体都没有做，只做了最基础的滑行动作，以15分排名最后，结束了他的第一次奥运之旅。然而面对直播镜头，高弘博却笑得比第一名还开心。

在比赛前夕，高弘博在一次训练中不幸摔伤，脚踝骨折，随后被送进了北京大学第三医院崇礼院区。经过专业评估和处理，这位年轻的小将选择带伤上场。比赛结束后，当天下午，高弘博再次被送进了医院。

"参与比取胜更重要"，高弘博用自己顽强的意志力致敬自己的第一次奥运之旅，他让全世界看到了他的拼搏精神。

练一练

1. 在运动中，如何通过脸色变化判断运动强度？
2. 两人一组，模拟处理运动中肌肉痉挛的现场急救。
3. 两人一组，模拟处理踝关节扭伤的现场急救。

第三节　运动后——重评估、会恢复

　　望而知之谓之神，闻而知之谓之圣，问而知之谓之工，切脉而知之谓之巧。

——扁鹊《难经》

　　名医扁鹊提出了"望闻问切"基本方法来诊断疾病。其中，望是通过人体形、色、神三个部分表现出来的特征来观察体内的变化。闻即运用听觉和嗅觉，对患者发出的各种声响进行诊断。问是通过向患者询问症状以及对话，了解患者的生活环境，分析病情。切即切脉，脉诊是中医辨证的一个重要依据，从深浅、快慢、强弱的变化来分析身体的变化。

　　"望闻问切"是中医诊断疾病的四种基本方法，我们可以借鉴这些方法来对运动后的身体状态进行评估，及时促进身体功能恢复，做到科学运动，守护健康。

学一学

　　任务1：学会"望闻问切"基本方法，能够对身体功能进行运动后评估。

　　任务2：学会运动后恢复的基本方法，能够促进身体功能及时恢复。

一、运动后的"望闻问切"

（一）运动后的"望"

　　运动后的"望"主要通过观察和检查运动者的身体反应，如皮肤颜色、肌肉状态和姿态、情绪等方面。观察皮肤是否呈现健康的红润，或是出现异常的苍白、潮红、青紫等，检查皮肤是否有出汗过多、皮疹、肿胀或擦伤等现象。注意观察肌肉是否有异常的凹陷、膨胀或不对称，肌肉是否显得过于紧张或僵硬，特别是运动后是否出现肌肉"结块"等现象。注意观察站立和行走时的姿态，是否有异常的倾斜或不稳。观察面部表情是否放松，是否有痛苦或紧张的迹象。观察运动后的情绪变化，是否感到放松、愉悦或有其他情绪波动。

通过"望"能够初步判断运动者的身体状态，是运动后开展健康监测的重要环节之一。

（二）运动后的"闻"

运动后的"闻"主要是通过嗅觉和听觉来评估身体状态，即通过听呼吸和心跳以及闻体味，判断是否有异常。

听呼吸的深度和节奏是否平稳，是否有喘息、急促或呼吸困难的声音。听心跳是否有规律，是否有异常的心跳声，如心悸或心律不齐。听关节在活动时是否有异常的响声，如"咔咔"声，这可能表明关节润滑不足或存在问题。

闻体味是否有异常的强烈气味，这可能与过度疲劳、脱水或电解质失衡有关。闻汗水是否有异常的气味，这可能与饮食、健康状况或运动强度有关。

通过听觉和嗅觉的评估，可以及时发现运动后的异常情况，采取适当的恢复措施或寻求专业帮助。

温馨提醒

1. 进行听觉评估时，尽量选择在一个安静的环境中进行，以避免外界噪声干扰。

2. 进行嗅觉评估时，注意个人卫生和环境清洁，避免异味干扰评估结果。

（三）运动后的"问"

运动后的"问"主要是询问运动后的主观感受，如疲劳程度、是否肌肉酸痛、心情变化等，是评估身体状态和运动效果的重要环节。

询问运动者在运动后是否感到极度疲劳，是否需要较长时间恢复。询问是否有肌肉酸痛或延迟性肌肉酸痛（delayed onset muscle soreness，DOMS）的情况，了解其严重程度和位置。询问运动后心率是否迅速恢复到静息心率，或需要较长时间。了解运动前后的饮食和水分摄入情况，评估是否足够。询问运动后的睡眠质量，是否能够获得充足的休息。了解运动后的情绪变化，是否感到放松、愉悦或有其他情绪波动。询问运动过程中的主观感受，是否享受运动，是否有不适感。询问运动过程中是否有任何意外或不适，如头晕、恶心、心悸等。了解运动后采取的恢复措施，如拉伸、按摩、冷敷等。

通过详细的询问，可以全面了解运动者运动后的身体和心理状态，及时调整运动计划和恢复策略，确保运动的安全性和有效性。同时，这也有助于提高运动者的自我监测和自我管理能力。

（四）运动后的"切"

运动后的"切"主要通过触摸运动者的脉搏、肌肉和关节，检查心率、肌肉紧张度和关节活动度。这种综合评估方法有助于确保运动后的恢复和健康，预防运动损伤和过度疲劳。

运动结束后立即测量心率，可以通过触摸颈部的颈动脉或手腕上的桡动脉来测量安静心率。测量时，数15秒内的心跳次数，然后乘以4得到每分钟的心率。在1分钟、3分钟、5分钟后再次测量，观察心率下降的速度，直到心率逐渐恢复到静息心率为止。

通过触摸，评估肌肉的硬度和柔软度，检查是否有肌肉紧张或僵硬；感觉肌肉的温度，了解血液循环和肌肉的代谢状态；感觉肌肉或关节是否有异常膨胀，检查是否有肿胀的部位。

轻轻移动关节，评估关节的活动范围和是否存在任何异常的疼痛或限制。轻轻按压肌肉和关节，寻找是否有压痛点，这可能是肌肉损伤或过度使用的迹象。

　　通过这些触摸检查，可以对运动后的身体状况有一个直接的评估，从而采取相应的恢复措施。

　　在体育运动后的评估中，结合"望闻问切"这四个方面可以提供一个全面的身体状况反馈。

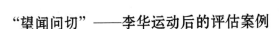

健康知识加油站

"望闻问切"——李华运动后的评估案例

　　姓名：李华　　　年龄：18岁　　　性别：女

　　运动类型：高强度间歇训练

　　1. 望（观察）

　　（1）皮肤颜色：李华的皮肤呈现出健康的红润，没有苍白或发紫的迹象。

　　（2）出汗情况：运动后出汗较多，但分布均匀，无异常。

　　（3）肌肉状态：肌肉在运动后有轻微的紧绷感，但没有肿胀或异常变形。

　　（4）身体姿态：站立时身体姿态自然，没有出现异常倾斜或不稳。

　　（5）面部表情：表情放松，没有痛苦或不适的迹象。

　　2. 闻（听觉和嗅觉）

　　（1）呼吸声音：呼吸稍显急促但逐渐恢复正常，没有喘息或异常声音。

　　（2）心率：心跳有力且节奏均匀，无杂音。

　　（3）体味：有正常的汗味，无异常强烈或令人不适的气味。

　　3. 问（询问）

　　（1）疲劳程度：李华表示感到有些疲劳，但在可接受范围内。

（2）肌肉酸痛：没有立即感到肌肉酸痛，但预计之后可能会有轻微的DOMS。

（3）呼吸情况：呼吸在运动后逐渐平稳，没有持续的呼吸困难。

（4）饮食和水分：运动前适当补水，运动中也补充了水分，没有脱水症状。

（5）情绪状态：感到心情愉悦，有成就感。

4. 切（触摸）

（1）脉搏：触摸脉搏，心率逐渐从运动状态恢复到接近静息心率。

（2）肌肉硬度：肌肉触感略硬，建议进行放松按摩。

（3）关节活动度：关节活动正常，无异常疼痛或限制。

（4）皮肤湿度和弹性：皮肤湿度适中，弹性良好，无脱水迹象。

5. 总结　通过这四个步骤的评估，李华在高强度间歇训练后的身体状态总体良好。需要关注的是适当的肌肉恢复和补水。

二、运动后恢复

运动后的系统恢复是确保身体能够从锻炼中恢复，并为下一次运动做好准备的关键。运动后恢复是运动过程不可或缺的一部分，它不仅影响运动效果，还直接关系到运动者的长期健康和运动表现。科学的恢复有助于减少运动风险，并促进整体健康。

（一）运动后身体恢复的指标

（1）心率恢复：运动后心率逐渐恢复到静息心率的速度，正常人的静息心率为60～100次/分。

（2）肌肉酸痛：运动后肌肉是否出现酸痛，特别是DOMS。

DOMS通常在运动后12 ～ 24小时开始出现，24 ～ 72小时达到高峰，然后逐渐消退。肌肉酸痛、僵硬、肿胀和肌肉力量下降是DOMS的典型症状。

（3）关节活动度：关节是否保持正常的活动范围，身体站立和行走时的姿态是否正常，有无肿胀或疼痛。

（4）疲劳程度：询问自己感觉如何，是否感到异常疲劳或无力。运动后有无疲劳感和恢复精力所需的时间。食欲下降或饮食习惯改变可能是疲劳的表现。

（5）睡眠质量：运动后睡眠质量的变化，良好的睡眠有助于恢复。

（6）情绪状态：运动后的情绪变化，如放松、愉悦或烦躁。

（7）体重和水分：监测体重变化和水分状态，确保没有脱水。

（8）生化指标：血液和尿液中的生化指标，如肌酸激酶（creatine kinase，CK）、乳酸等。尿液颜色深浅可以反映身体的水分和电解质状态。

（二）运动后身体恢复的方法

（1）进行积极的恢复训练，如运动后进行5 ～ 10分钟的慢跑或快走，帮助身体逐渐降低心率，帮助血液循环和肌肉放松，让身体从高强度运动中逐渐恢复。

（2）运动后进行静态拉伸，每个动作每次拉伸15 ～ 30秒，放松肌肉，减少肌肉紧张和酸痛，如股四头肌拉伸、臀部拉伸、背部拉伸等。

（3）使用泡沫轴、筋膜球或筋膜枪对肌肉进行按摩，促进血液循环，缓解肌肉紧张，如利用泡沫轴进行小腿滚动、手臂滚动、臀部滚动等。

（4）对于预防肌肉酸痛或减少运动引起的炎症，通常建议在运动后24小时内进行冰敷。使用冰袋在肌肉酸痛或肿胀区域进行冷敷，一般建议每次冷敷时间为15 ～ 20分钟。如果需要，每隔1 ～ 2小时可以重复冷敷，通过冷敷减少炎症和肿胀。冷敷后，轻轻擦干皮肤，保持该区域温暖和干燥。

（5）热敷有助于放松肌肉和提高血液循环。在急性损伤后的48小时之后，如果肿胀和疼痛已经得到控制，可以开始考虑使用热敷。

（6）保证充足的睡眠，帮助修复运动中受损的肌肉组织。成人通常需要每晚7～9小时的睡眠，以促进身体和心理的恢复。

（7）运动后30分钟内摄入碳水化合物和蛋白质，以及维生素和矿物质，特别是B族维生素和维生素C。

（8）运动后及时补水，补水时应小口慢饮，避免一次性大量饮水，这可能导致胃部不适或稀释血液。根据体重变化和运动前后的体重差异来估计需要补充的水分量。一般来说，每减少0.5kg体重，需要补充500～1000ml的水。

通过这些方法，可以促进身体从运动中恢复，减少运动后的不适，提高运动表现，并预防过度训练和运动损伤。

健康知识加油站

"望闻问切"实战演练

张三，男，20岁，进行了10km长跑，运动后张三的皮肤呈健康的红润色，没有出现异常的苍白或青紫。皮肤表面有大量出汗，但没有出现皮疹或擦伤。腿部肌肉在运动后显得有些紧张，但没有出现明显的僵硬，肌肉线条清晰，没有出现异常的凹陷或膨胀。膝关节和踝关节活动自如，没有出现肿胀或变形。站立时身体姿态正常，没有出现异常的倾斜或歪曲。面部表情放松，没有出现痛苦或紧张的迹象。呼吸平稳，没有出现喘息或急促。心率在运动后5分钟内逐渐恢复到静息心率。情绪愉悦，没有出现明显的疲劳感。

请你用"望闻问切"四种方法对张三运动后的身体状况进行评估，并提出三条以上的恢复建议。

扫码看"望闻问切"实战演练参考答案

第四篇　以美育心

——见贤思齐，向美而行

美是纯洁道德、丰富精神的重要源泉。美育是审美教育、情操教育、心灵教育，也是丰富想象力和培养创新意识的教育，能提升审美素养、陶冶情操、温润心灵、激发创新创造活力。

近年来，我校以习近平新时代中国特色社会主义思想为指导，全面贯彻党的教育方针，坚持社会主义办学方向，以立德树人为根本，以社会主义核心价值观为引领，以提高学生审美和人文素养为目标，弘扬中华美育精神，以美育人、以美化人、以美培元，把美育纳入学校人才培养全过程，充分挖掘和运用各学科蕴含的体现中华美育精神与民族审美特质的心灵美、礼乐美、语言美、行为美、科学美、秩序美、健康美、勤劳美、艺术美等丰富美育资源，培养具有崇高审美追求、高尚人格修养的高素质人才。

美育的根本目的是人格的养成、灵魂的塑造，涵养"美丽心灵"。心灵美是本质之美，更是一种爱，对生命的爱，对人生的爱。这种爱，造就了精神的崇高，彰显了"人民至上、生命至上"的信念。60多年办学积淀，我校涵养了"护爱生命、修身明理"的校训，铸就了苏护人关键时刻挺身而出的担当，让无数学子收获终身的成长。一直以来，学校把急救教育作为学生必学必会的必修课、服务社会的实践课、党建创新的特色课，融入教育教学管理各领域，人人学急救、个个会急救、危急时刻敢急救已蔚然成风。学校涌现出国医大师程莘农，勇赴汶川抗震救灾的江苏医疗卫生救援队领队胡晓抒，多次奔赴抗疫第一线的全国感控专家茅一萍，最美乡村医生陈庆国，见义勇为好青年韩宝鑫、石靖雯、丁宇辰等一大批守护人民健康的"急先锋"，生动诠释了"敬佑生命、救死扶伤、甘于奉献、大爱无疆"的职业精神。

身边的榜样，奋进的力量。作为医药卫生院校的学子，当以"美丽心灵"勇担健康使命，眼有万家灯火，身有责任担当，心有大爱无疆，为健康中国、健康江苏贡献青春力量。

《生命之光——致敬急救英雄》

在这片广袤大地上，
最嘹亮的号角是急救的集结令。
当呼吸困难，
当心搏骤停。
那号角一响，
没有什么能羁绊我们冲刺的步伐，
没有什么能撼动我们急救的决心。
在这生死攸关的瞬间，
我们共同奏响生命的强音。

在时光的漫漫长河中，最英勇的征程归属急救的勇士们。
当秒针无情地嘀嗒飞转，
当希望之光近乎熄灭。
我们似离弦之箭，疾穿夜空。
我们无畏风雨，奋勇向前。
在这十万火急的瞬间，
我们奏响生命延续的激昂诗篇。

当心脏重新有力跃动，坚定且强劲，
当呼吸再次顺畅深沉，温暖又安宁，
当意识缓缓清晰回归，明朗如初晴，
当脸庞重焕蓬勃生机，红润似霞云。

我们，永远在守护的路上，
风雨兼程，坚毅刚劲。
我们手中紧攥的是生命的火种，
我们肩上担负的是责任与使命。

我们是夜空下最璀璨的星，
我们是人间最温暖的怀抱。
爱，流淌在我们的血脉里，
信仰，屹立在我们的心间。
我们为生命而搏，
为每一份脆弱与刚强。

在每一个渴盼我们的角落，
都有我们笃定的身影。
我们是生命之光，
照亮黑暗，温暖寒夜。
让我们携手并肩，
为了每一个珍贵的生命，
为了生命所赋予的一切美好，
继续前行，在爱的征途中永不休憩。

第一节　先锋引领

一根银针背后的"大医精诚"

1976年，程莘农随单位医疗队赴山西省稷山县送医下乡。那时送医下乡，每天是在农民家里吃派饭，今天在这家吃，明天就去那家吃，每天3毛钱，1斤粮票。有一天，程莘农去一户农家吃午饭时，看到这家女主人擀面条时好像心不在焉，若有所思，于是问她："你有什么困难吧？"她说："心焦啊！女儿一天到晚老是摇头，怎么治也治不好啊！唉……！"程莘农一听，立马给孩子扎了2针——头顶1针，脑后1针。第二天，当程莘农去另一家吃饭时，看见那个小姑娘和她妈妈已经在这家等他了。孩子妈妈高兴地告诉他，自从昨天扎针后，孩子就没再摇头了。就这样，程莘农只扎了3次就彻底治好了小姑娘的摇头病，孩子妈妈直呼"神了！"殊不知，程莘农直到29岁才接触针灸。

1927年，年幼的程莘农遇上了发生在淮安大地的流行痢疾，许多人因缺医少药相继染病而死。短短几天时间，郊外的荒野一下子堆起了无数的新坟。目睹着身边熟悉的人一个个因病倒下，程莘农暗暗下定决心从医，习治病救人之术。程莘农16岁时拜温病大家陆慕韩为师，在老师身上学到了受用终身的理念——"大医精诚"。所谓精诚，首先是精湛的医术，然后是崇高的品德。陆老师经常对他说"救人如灭火，有时候医生迟到片刻就会出大问题。"老师的话，程莘农铭记终生。程莘农29岁开始接触并学习针灸，历经15年用科学数据证实了循经感传与针灸疗效有密切关系，独创"程氏三才法"，用三才针法治愈的患者多达数万人，成为一位即使不开药方也能治大病的"神医"。有一年，印度驻华大使馆的一位官员来到针灸研究所找到程莘农，替其国内一位患三叉神经痛已17年的妇女咨询。这位患者为治病辗转世界十几个国家的数十所医院，都不太见效。程莘农在仔细询问和检查病情后，分两个疗程治疗，每个疗程扎10天，经过20天的精心针灸，折磨这位妇女17年的病痛奇迹般痊愈了。这位妇女回到印度后，再也没有复发，直呼程莘农为"神医"，还多次来函、来电邀请程莘农到印度去，为自己开办的3所医院的医务人员开展短期讲学，让印度人亲眼见识了中国的"神针"。

先锋档案：程莘农（1921—2015），号希伊，江苏淮安人。中国中医科学院研究员、主任医师、博士研究生导师、针灸学科首席专家，首批国医名师、国医大师，中国工程院院士，中央文史馆馆员，中国著名针灸学专家，享受国务院政府特殊津贴，国家攀登计划之"经络的研究"项目首席科学家，北京国际针灸培训中心主任，世界针灸学会联合会、中国针灸学会学术顾问，第六、七、八届全国政协委员，程氏针灸代表性传承人，人类非物质文化遗产"中医针灸"项目的代表性传承人，曾在淮阴仁慈医院护士学校（今江苏护理职业学院）任职。2010年5月，89岁高龄的程院士依然关心家乡卫生人才教育事业，为淮阴卫生高等职业技术学校（今江苏护理职业学院）题字："淮地膏沃育桃李，卫教济世杏林春。"寄语医药卫生高校，为社会培养更多优秀的专业人才。

公社诊所里的流脑、麻疹急救战

1965年冬至1966年春，江苏暴发了流行性脑脊髓膜炎（简称流脑）与麻疹的混合大流行。彼时的苏北农村刚历经三年自然灾害，老百姓生活捉襟见肘，患病后大多没钱去大医院医治，就都涌入了公社诊所。

那时，位于苏北涟水的梁岔公社沟南联合诊所非常繁忙，每天要接诊一百多位流脑、麻疹患者，患者进门就找左先生。左先生名叫左言富，曾在淮阴医学专科学校五年制中医专修科学习过两年，是梁岔公社沟南联合诊所唯一的医生，因其仁心仁术，在当地声名远扬。

流脑、麻疹混合感染的患者多呈现突发性高热、头痛、呕吐、皮肤黏膜瘀斑及脑脊液化脓性改变等表现，不少病例病情极为严重，病程进展迅猛，若救治稍有延迟，极易导致死亡。梁岔公社沟南联合诊所设施简陋，只有一间老旧的土坯房，两个瘸腿的输液架和几支被开水反复蒸煮消毒的玻璃注射器，药品更是极度匮乏，根本看不了那么多患者。但面对众多前来就诊的患者，左言富没有因为诊所规模小、条件差、感染风险大而劝退一个，"人多就一个一个看，总归能看完，患者在诊所总比在家安心。"秉持着这一坚定信念，左言富一人坚守诊所、与时间赛跑，承担医生与护士双重角色，腰椎穿刺、打针挂水、处方司药他都亲力亲为、毫不懈怠。由于缺少输液架，他因地制宜，打上钉子，将输液瓶挂在诊所墙上、诊所旁的树上、生产队牛棚的柱子上，但凡可用之处皆被利用了起来。在救治患者的过程中，善于思考的左言富也很快总结出了"流脑临床疑似患者用9号盐水针头腰穿，脊液混浊，即为确诊，要尽快用药控制""麻疹的症状和感冒类似，多伴有红眼病症状，一般烧3天，出3天，退3天，顺证者用中药辛凉透表，以肌肉最厚的臀部疹出齐为顺"等宝贵经验。由于药品分配得少，当时用于治疗流脑的磺胺嘧啶、磺胺噻唑注射液很快用完，左言富非常焦急，大胆向上级医疗机构申请使用解放初期库存的磺胺初级制剂百浪多息纳注射液，而后又推行氯霉素"一剂疗法"，挽救了众多患者的生命。那时，左言富每天为抢救患者只睡3、4个小时，在疲惫不堪之际，他写下一副对联自勉："为群众治病不怕寒风冷雨，替人民保健哪管半夜三更。"

1970年10月，江苏新医学院招生，左言富再次走进了大学校园，在学习的同时，还担任学生干部，每天忙得不可开交。为了弥补工作占用的时间，他常常早上4点多起床，借着路灯看书学习。功夫不负有心人，毕业之际，因为品学兼优，左严富留校任教。1978年，江苏新医学院改为南京医学院和南京中医学院，左言富在南京中医学院（现为南京中医药大学）先后担任教员、助教、讲师、副教授、教授、硕士研究生导师，直到2005年从党委书记岗位上退休。在南京中医药大学工作期间，左言富先后主编了《国外中医药概览》《英汉对照新编实用中医文库》《新世纪汉英中医辞典》等29部学术专著和教材，远赴英国、美国、德国等30多个国家和地区从事中医讲学和医疗等工作，为推动中医药走向国际做出了突出贡献。

先锋档案： 左言富，江苏涟水人，曾任南京中医药大学党委书记、教授、首届世界中医药大会主席、中华医药翻译研究院研究员、江苏省中西医结合学会副会长、香港浸会大学荣誉教授。1960年，左言富考入淮阴医学专科学校五年制中医专修科。1962年，因国民经济调整，淮阴医学专科学校停办，左言富肄业回乡做了8年乡村医生。1970年，左言富再次考入江苏新医学院学习，并留校工作直至退休。

白衣战士的心与灾区人民一起跳动

"我们这里从来没有来过医疗队，只来过解放军，你们就像当年的红军，真好！"汶川地震灾区老百姓这样称赞江苏抗震救灾医疗救援队。

2008年5月12日14时28分，四川省汶川县发生了8.0级特大地震，严重的灾情牵动着江苏广大白衣战士的心，一方有难，八方支援。时任江苏省卫生厅副厅长的胡晓抒担任江苏省医疗救援队总领队，在地震发生后不到24小时，带领100余名医护人员，携5吨药品、2万ml血浆到达灾区，在蜀中大地与死神展开了一场特殊的战斗。

为了争分夺秒，抢救生命，由党员医生、护士为骨干组成的小分队，以文弱之身背负几十斤重的药品、器械，紧紧跟在救援大部队的身后。由于医疗队的靠前救援，相关医院伤员的死亡率迅速从10%下降到3%，创造了一个个医疗奇迹：被埋117个小时的昏迷男子经过现场急救恢复了生命体征，53岁的妇女经过24小时不间断救护挽回了生命，伤情危重的产妇经过精心手术保住了双腿……胡晓抒说："时间就是生命。在灾区，我们对这句话的含义有了更深切的理解和体会。"正因如此，救援队听说哪里灾情严重就去哪里。灾区余震不断，房屋倒塌、山体滑坡、泥石流等随时都可能危及救援队员的生命，他们顾不上危险，没有时间吃饭喝水和休息，在不知多少个日日夜夜里走遍了灾区的每个角落。在中央电视台《回望北川》节目中，当主持人问胡晓抒是如何给医疗队队员鼓劲将他们很好地组织起来时，胡晓抒说，他们被当地党员干部那种牺牲小我、无私奉献的精神所震撼，在史无前例的严重灾情面前，在生死抢救的现场，是医生们自己的一种奉献的精神，一种忘我奉献的精神，白衣天使的一种救死扶伤的职业要求来支持他们在努力地工作，这时候唯一的信念就是尽快抢救患者。胡晓抒带领医疗队员们时刻牢记白衣战士救死扶伤的神圣使命，凭借着毫不畏惧的勇气、坚强的意志力，在艰苦环境中团结合作，竭尽全力救治伤员，完成了一个又一个平时难以完成的工作，努力向中央和灾区人民交出满意的答卷。2008年5月13日至6月30日，江苏医疗救援队在灾区共实施手术2000多台次，救治伤员1.2万多名。2008年"七一"前夕，江苏省赴四川抗震救灾医疗救援队临时党委被中组部授予"抗震救灾先进基层党组织"称号，胡晓抒在抗震救灾先进基层党组织和优秀共产党员代表座谈会上代表医务工作者发言。

胡晓抒是1977年淮阴医学专科学校（现江苏护理职业学院）恢复招生的第一届学生，当时已经21岁的胡晓抒在这里开始了3年多的学医之路，掌握了过硬的医学专业知识，夯实了精湛的医术根基，也学到了不断追求进取的精神，懂得了作为医者的重任。毕业后，胡晓抒始终没有忘记母校对他的教诲和期望，在工作岗位上认真践行最初的梦想和诺言，德业双修，成绩斐然。他时刻牵挂和关心着母校的建设与发展。2018年，学校建校60周年发展大会期间，胡晓抒应邀回到母校，并在大会上致辞，勉励学弟学妹们：人的一生要有建树，就必须内外兼修，必须具有高尚的品德、坚强的意志和广博的学识。

先锋档案： 胡晓抒，男，1956年10月出生，1977年2月至1981年1月在淮阴医学专科学校学习，1988年7月毕业于上海医科大学卫生管理专业，2002年5月江苏省委党校硕士研究生毕业。先后任江苏省卫生厅副厅长、党组成员，江苏省食品药品监督管理局党组书记、局长，江苏省人大常委会教育科学文化卫生委员会副主任。2008年5—10月任江苏省赴四川抗震救灾医疗卫生救援队临时党委书记、总队长。

逆行路上最美"侦察兵"

2020年大年三十，徐州医科大学附属医院收治了第一位新冠疑似患者，还在工作岗位上的茅一萍接到国家卫健委的电话，要她用最快的速度赶赴武汉负责感控工作。深夜，茅一萍回家收拾行李的时候，得知了刚收治的疑似患者的确诊信息，她匆忙拎着行李箱迅速赶到医院处理，直到大年初一上午11点多，才坐上去武汉的高铁。坐上高铁的那一刻，她才得空掏出手机和家人通电话。

哥哥在电话里问她："你为什么说走就走？就不考虑一下吗？""这还用考虑吗？"茅一萍想也不想地回答。这时，电话里传来了爸爸对哥哥说的话——"既然国家需要你妹妹这个专业，想都不用想，她就应该去！"

抵达武汉后，茅一萍片刻没有休息，便直接赶往武汉市第七医院，尽快熟悉工作环境、了解医院感染防控工作开展现状。之后，她很快走遍了医院的角角落落，寻找一切可能存在的感染隐患。ICU病房救治工作存在较大风险，操作是否规范、防护是否到位，直接关系医护人员安危。茅一萍多次进入ICU重症病房进行布控。她说："如果不到现场去，就摸不透里面的情况。"在茅一萍的全程参与下，武汉市第七医院克服困难，加快推进医疗废物处理设施建设。他们用了一天半时间，调配了两个集装箱，并按国家规范新建了医疗废物暂存间，同时用了三天时间完成了隔离病房和封闭缓冲间的改造。茅一萍先后为武汉市第七医院制定了39条感染防控相关制度和标准操作流程，汇编了《新型冠状病毒防控制度与文件汇编》，提交了医院感染防控风险评估及整改建议报告，构建了医院感染管理组织的三级体系。这些制度流程体系，也成为雷神山医院感染防控工作开展的模板。

伴随不同省份、不同批次、不同医院援助人员的到达，赶在战友们与新冠病毒交锋前，在防护用品的使用、消毒隔离的实施等方面对医护人员开展同质化、标准化培训成为茅一萍的另一项重要工作。其在武汉期间为全国各地医疗队员进行的大大小小培训有30多场。培训场地也是因地制宜，有条件时在会议室进行，没有条件时，驻地的饭厅、大堂，甚至宾馆外的阶梯、空旷的草坪，都是她的讲堂。在培训时，茅一萍讲得最多的话就是："你们要在战略上藐视它，战术上重视它。空气是流体，在室外不用过分担心。只要严格做好呼吸道卫生、手卫生和环境卫生，就能做到科学防控。但不妨把身边的每一个人都当成潜在的感染者，保持高度的警惕。"为时刻提醒医疗队员记住感控的重要性，她组建了微信群，随时在群里分享感控知识，回复各种疑难问题。第三批江苏援鄂医疗队领队王宁说："每天晨起睡前，茅老师在微信群里的'碎碎念'成为温暖队员的'良方'。有她在，我们便觉得安心、放心！"

作为一名感控人员，她不惧风险，不辱使命，相继驻守武汉市第七医院、雷神山医院，为守护患者和医护人员的生命健康殚精竭虑，为指导武汉大学中南医院、客厅方舱医院的感控工作辗转奔波，为做好黑龙江等多支医疗队的防护培训不遗余力……正是她"以精诚为医、仁爱为民"之心，勇担重担的责任之心，激励着她不断前行，为人民群众的生命健康保驾护航、奋斗终身。

先锋档案：茅一萍，女，江苏淮安人，1991级江苏护理职业学院（时名江苏省淮阴卫生学校）护理专业学生，在校期间曾担任学生会主席、班长等职务，全国感控专家。2020年3月，她荣膺"全国卫生健康系统新冠肺炎疫情防控工作先进个人"称号，被江苏省人力资源和社会保障厅给予记大功奖励。

24小时在线的最美乡村"120"

大年初一的深夜，一通电话吵醒了还在睡梦中的陈庆国。"喂？陈医生吗？能不能来看看我家顺和啊？不知道什么原因，他肚子疼得特别厉害，还上吐下泻，脸也白得吓人！"陈庆国一听这是渔民麻顺和的妻子。在宽慰她几句后，陈庆国赶紧起床，胡乱抓起一件厚棉袄穿上，就背上药箱、拿上手电筒往外走。"天黑路不好走，你小心……"妻子关心的话还没来得及说完，陈庆国就已经出了门，一跛一跛地向湖边走去。

陈庆国从小就患小儿麻痹症，腿有残疾，出行不便。他所在的渡口村，村子紧靠陡湖，村里水网密布，出诊时常常需要撑船去渔民家，这对他来说是个极大的困难。今天是深夜，没船能顺路捎他一程，陈庆国只能自己撑篙前行。顶着凛冽的寒风，一路上他都"坐立不安"，因为坐着用不上力，站着又怕不稳。一开始，他坐着用臀部当支点，靠臂力完成摆桨，可路程不近，划了没一会儿就有点使不上力了，为了能让船快一点，他不得不坐立交替，以便更好地分配体力。心急之下，站着撑篙时，因拔不出戳进水底泥巴里的长篙差点栽进水里。最后，他总算是有惊无险地赶到麻顺和家。

上船后，看到麻顺和异常苍白的脸色，他顾不上休息，赶紧问诊，确认腹痛的部位、呕吐和腹泻的频率等，最终确诊是食物中毒。确定病因后，他立即打开随身携带的药箱，麻利地取药、配药、注射、输液，一直守在旁边直到输完液，麻顺和脸色逐渐变好，也不再上吐下泻，转危为安。这时，天也亮了。在患者和家人的感激声中，在家家户户热闹的鞭炮声中，陈庆国这才拖着疲惫的身躯回家了。

这样的事情，在陈庆国身上发生的次数，那是数也数不清。他早已习惯了这样的生活：周末休息时，被召回卫生室处理紧急情况；夜半酣梦中，被前来求诊的乡亲叫醒；杳无人迹的小路上，披着星光独自回家，他熟悉这里的每一条河沟，夜再黑，他也不会迷路。"无论白天还是黑夜，无论是刮风还是下雨，只要乡邻找到我，我都要做到随喊随到"，这是陈庆国从医三十多年来一直未曾改变的"初心"。

陈庆国深知，乡村医生除了常见病多发病诊治、疾病预防和健康教育咨询等日常工作外，更重要的是当村民一旦遇到突发疾病，身边的乡村医生在最短时间内能够实施必要急救措施，与死神赛跑，挽救更多人的生命。"兄弟，那天幸亏你将患者及时送来，才没留下后遗症。"县中医院神经内科主任张桥用微信给陈庆国发了语音。因为前几天，82岁的村民戚玉堂突然口吐白沫，他的儿媳妇连忙将其带到卫生室找陈医生。陈庆国见状立马拨打"120"，并联系好友张桥为老人开通绿色通道，到中医院第一时间进行治疗。"我就是这里土生土长的，这里的村民都是我的亲人，为他们治病，守护他们的健康，是我一生的事业！"陈庆国说，"戚玉堂老人出院了，我去他家量血压时老人精神很好。"

没有固定的休息时间，他就是村民的"120"，随时候命，每年出诊、门诊人数达到1300多人次，他用跛脚撑着一叶扁舟，在陡湖上划出了美丽的行医图。

先锋档案：陈庆国，江苏省淮安市盱眙县淮河镇渡口村乡村医生。2012年，荣获"盱眙好人"称号；2013年，获得"全国最美乡村医生特别关注奖"；2014年，荣获"江苏好人""江苏省优秀基层医生"荣誉称号，入选"中国好人"候选人。人民日报、新华日报、扬子晚报、江苏工人报、淮安日报等多家新闻媒体报道了他的事迹。

先救人，再结婚！

2023年5月7日是个喜庆的日子，淮安市第二人民医院急诊科副护士长冯路坤和自己的新娘正在市区一家酒店举办婚宴，现场热闹非凡，而当天还有一对新人和他们在同一个酒店办喜事。

当天下午6时许，客人们正陆续来到酒店，喜气洋洋的冯路坤正站在酒店门口迎接宾客。就在这时，他突然听到酒店经理在叫自己："新郎官，快！隔壁有个客人晕过去了！"此时冯路坤身边的新娘也听到有人呼救，看着冯路坤说："你快去吧，这里有我！"冯路坤立刻奔向隔壁大厅。

到达现场时，冯路坤只见一名50岁左右的男性患者四肢抽搐、神志不清，他快速评估病情后，初步诊断应该是癫痫的急性发作，便立即让参加婚宴的同事及家属拨打"120"，同时为患者进行清理口腔异物、畅通呼吸道、防止舌头咬伤等急救措施。参加婚宴的淮安市第二人民医院急诊团队成员闻讯赶来，加入了施救行列，大家配合娴熟，一边开展施救，一边协助维持环境，安抚家属情绪。十分钟后，患者抽搐的症状有所改善，这时急救中心工作人员及时赶到，冯路坤和"120"人员简单交代了患者的病情。虽然此时已经超出冯路坤婚礼的预期开始时间，但在场的嘉宾得知情况后并未着急，都在礼堂耐心等待着今天的"最帅新郎"。

原来，被救的人是隔壁厅新人的亲属，是来婚礼现场帮忙的。据家属介绍，他十多年前有癫痫病史，但已经很久没有复发了，没想到在亲人的婚礼上发作。患者清醒后，家属拉住冯路坤的手，一个劲对他及参加急救的医护人员表示感谢："太谢谢你们了，幸好有你们在，不然我们真不知道该怎么办！"冯路坤说："这是我们医护人员应该做的！不管我们穿的是不是工作服，每个医护人员看到这种情况都会第一时间冲上去。"

作为一名急诊人，冯路坤见义勇为的行为，离不开扎实的专业技能和无私奉献的职业精神。2022年疫情防控期间，全国多地形势紧张，冯路坤主动请缨延期婚礼外出参加核酸检测任务，辗转支援苏州、连云港、上海共100余天，淮安核酸支援队的负责人田小丰院长说道："每次一有额外的采集任务，冯路坤总是冲在第一个，队里男同胞少，每当有队友身体不适时，冯路坤便让队员撤下休息，他来继续完成剩下的工作，队员们提到冯路坤，无一不竖起大拇指。"

冯路坤及其急诊团队在婚礼现场见义勇为、施医技挽救病危者的感人事迹迅速登上微博热搜，经人民网、丁香园、江苏网等主流媒体、新媒体纷纷转载，引起巨大的社会反响。

先锋档案： 冯路坤，男，1997年2月10日出生，现任淮安市第二人民医院急诊科副护士长，院团委门急诊团支部书记。江苏护理职业学院2012级高护3班学生，曾任校社团联合会主席、金话筒主持人社社长、自游者轮滑协会会长、1758街舞社社长，曾获得淮安市"百佳护士"，2023年度淮安市"见义勇为勇士"称号，多次获得市级、院级朗诵、演讲比赛一等奖。

麻绳挽救生命，善举匿于无声

16年过去了，但2008年2月20日那个惊心动魄的早晨，至今仍深深烙印在王慧的记忆里。

那天，年仅16岁的王慧走在回家的路上，突然，远处传来"砰"的一声巨响，她的心头猛地一紧，第一反应便是：出事了！当她朝着事发地点飞奔过去时，已经有几位路人闻声赶了过来。走近一看，眼前的景象令人触目惊心，一名中年男子躺在马路旁的草地上，脸色苍白如纸，右腿小腿部分已不翼而飞，现场鲜血四溅，弥漫着浓重的血腥味。远处马路上，一道长长的刹车印的尽头，横着一辆卡车，司机已从驾驶室里出来，呆立在原地，不知所措。围观的众人被这惨状吓傻了，都捂着眼睛，不敢上前一步。

"我是学医的，我应该去救。"王慧心中瞬间闪过这个念头。虽然家中几代行医，从小看着爷爷和父亲给人看病，天生不惧怕血，但第一眼看到断肢，看到喷涌而出的鲜血，内心还是受到了巨大的冲击。危急时刻，较高的心理素质和较强的自我察觉、自我调节能力是救人的关键。王慧用力调整呼吸，强行让自己冷静下来，"赶紧帮忙拨打'120''110'！"在请围观群众打电话的同时，王慧迅速回忆老师课上讲的创伤急救知识，重度失血随时可能危及生命，及时有效的止血是挽救生命的关键。现场没有止血带怎么办？她的目光急切地四处搜寻，路边绿化带木桩上一圈圈粗糙的麻绳引起了她的注意。她三步并作两步冲过去，双手颤抖着用力解开麻绳，又飞奔回男子身边，按压、缠绕、收紧……当绳子紧紧扎住男子右腿断肢上侧时，血止住了！

然而，外伤急救要做的不仅仅是止血，心理急救同样重要。因为遭受到了巨大的身体伤害，受伤男子的情绪极不稳定，王慧一直握着男子的手，辅助他调整呼吸，不断给予肯定和鼓励。其间，趁着男子意识清醒，王慧还询问了其家人的电话，并及时取得了联系。

因事发地处于偏远的郊区，救护车迟迟未能抵达，每一秒的等待都充满了煎熬，时间就是生命。当派出所警车赶到现场时，在王慧的提议下，警察齐心协力将男子抬上警车，警车风驰电掣般向着"120"急救车来的方向疾驶而去，最终两车迎头相遇，男子得以顺利转移到救护车上，很快被送到医院。从救护车上下来后，需要交付100元的支架车押金，王慧毫不犹豫地帮忙垫付后，又马不停蹄地协助医院工作人员将男子送至急诊室。王慧挂号登记、交付各项检查费用，陪着男子做完一项又一项检查，直至男子被送进手术室且确定无生命危险，她悬着的心才终于放了下来，一个人回了家。

事后，王慧只认为救人是自己分内之事，未向任何人提及此事。一年多后，被救助者及其家人经多方打听，才在淮阴卫生高等职业技术学校找到她，并专程来到学校当面致谢，同时向学校详述了当时的情形，对学校培养出这样救死扶伤、做好事不留名的学生表示感谢，并向学校赠送了题有"传医授德出优生 恩德浩荡永难忘"的锦旗。

先锋档案：王慧，女，中共党员，淮阴卫生高等职业技术学校2006级高级检验专业1班学生。2011年，王慧以岗位笔试、面试第一名的好成绩入职盐城市第一人民医院，现为该医院检验科主管检验技师。

您有新的急救任务，请尽快处理

"您有新的急救任务，请尽快处理。"2024年3月31日晚上7点12分，淮安市经济开发区医院安静的"120"值班区域响起了尖锐的提示音。值班医生听闻迅速接起手持台电话。

"正大路分站，翰林广场美食城那有一个孕妇可能快要生了，家属拨打'120'寻求帮助。""120"调度员急迫的声音从电话里传来。

"好的，我们马上到。"急诊科值班护士庄欣嫒和医生、驾驶员迅速拿好抢救包、记录仪等设备，以最快速度奔向救护车。拉响警笛声，车辆快速、准确地开往目的地。

"喂，你好。我们是'120'正大路分站，现在患者什么情况？"庄欣援一上车就立马打电话给家属询问患者病情。

"她一直说肚子疼，可能是快生了，你们快一点啊！"家属急切地催促着。

"好的，我们很快就到，你把患者先扶到安全的路边。"庄欣嫒在电话里先指导产妇家属。

救护车以最快的速度到达后，车子刚一停下，庄欣嫒和医生立马奔向患者。只见一名孕妇跪在地上，表情痛苦。庄欣嫒立即蹲在孕妇身边，关切地询问，"你现在多少周？预产期是什么时候？现在感觉怎么样？"

"我也不知道现在多少周了，我感觉孩子的头已经下来了"孕妇艰难的回答。

"那家属呢？知道多少周了吗？"

"我们是外地来旅游的，我也不是很清楚。"

"这是头胎吗？"

"不是，这已经是第三胎了。"

"赵师傅，快把担架推过来，不能再耽误了"，庄欣嫒知道，经产妇的产程进展相对较快，她立即协助医生、家属很快把孕妇扶到担架上。上车后庄欣嫒立马给患者测量生命体征，给予氧气吸入，脱下裤腿检查胎儿下降情况，此刻胎头已经拨露。庄欣媛虽然内心焦急，希望孕妇能到达医院后再分娩，但也要做好孩子随时会出生的准备。她立刻熟练地配合医生做好接产工作，同时不忘安抚孕妇情绪，嘱其深呼吸。

"来，慢慢深呼吸——"

"很好，孩子已经出来了！"

看到胎儿娩出后，庄欣媛又以熟练的新生儿护理技能保护好新生儿，防止感染，保持呼吸道通畅。虽然时间紧急、条件有限，但庄欣媛有条不紊地进行无菌操作，一丝不苟。虽然时间并不长，但每一步她都做得比平时更到位、更认真、更仔细，直至安全到达医院。

"孩子已经生出来啦？！"车辆停稳后，驾驶员赵师傅打开车门惊叹道。早已等候在急诊大楼门口的医生、护士们也一起迎了上来，共同将产妇和新生儿推到抢救室。到了医院，庄欣媛悬着的心终于放了下来。

"太谢谢你们了！我是外地人，急的都不知道干什么了，幸好你们这么及时的帮助。真的太感谢了！"产妇家属不停地表示感谢。

"这是我们急诊人应该做的！"庄欣媛答道。精湛的急救技能，在产妇紧急分娩时发挥了重要作用，保障了母婴的安全，也为急诊"120"的这趟急救任务画上了一个圆满的句号。

先锋档案：庄欣媛，女，1995年9月11日出生，现任淮安市经济技术开发区医院急诊科护士长。江苏护理职业学院2011级高护10班学生，在校期间荣获优秀学生会干事，毕业后曾就职于无锡市第五人民医院，其间荣获优秀护士等荣誉称号。2020年至今就职于淮安经济技术开发区医院，多次荣获优秀护士长称号。

滴水湖地铁站旁的生死时速

2018年10月1日，上海滴水湖地铁站旁，一位中年男子突然倒地不起，现场很快聚集了很多人，但都不敢贸然上前。正当围观人员都犹豫不决之时，一位年轻人拨开拥挤人群冲了出来，"赶紧打'120'！"他一边朝着周围的人喊道，一边跪地为倒地男子做心肺复苏。这位年轻人就是韩宝鑫，时为江苏护理职业学院的大二学生。

国庆期间，为了减轻家庭负担，韩宝鑫在同学介绍下前往上海发传单打短工。"发传单要到人多的地方，看到那边围了一群人，结果上前就看到地上躺着一个人。"韩宝鑫回忆，当看到男子脸色发紫、小便失禁时，他立即想到专业课上学过，这是心搏骤停的症状。

患者发生心搏骤停，抢救每延迟1分钟，成功率就会下降10%，能否及时进行心肺复苏很重要。没有任何犹豫，韩宝鑫冲到男子面前，迅速用手摸了摸男子的颈动脉，"脉象非常微弱，几乎感觉不到跳动，手也冰凉。"眼看情况紧急，他立刻跪地做心肺复苏进行急救。标准式按压两分钟并实施人工呼吸之后，倒地男子脸色稍稍好转，嗓子里发出痛苦的呻吟声，有了基本的肢体反应。看到男子随身带有速效救心丸，韩宝鑫推测该男子患有心脏疾病，他帮助男子服下药物，并一直等到"120"急救人员赶到现场。

当男子被急救人员抬上救护车时，现场响起热烈的掌声。"有位阿姨问我是干什么的，我回答是大学生，学医的。她说这个好啊，特别好。"韩宝鑫回忆，"其实我当时什么也没想，就想着人倒了，肯定要去救。"

作为医学生，韩宝鑫成功救人，离不开扎实的专业技能。在校期间，韩宝鑫学习非常刻苦，多次获得校级、国家级奖学金，下了课就喜欢泡在实训室里。学校老师石庚生至今对当年韩宝鑫在心肺复苏实训课上的表现印象深刻，"上课时他听得最仔细，练得最认真，下课后也没有离开教室，利用模拟人又做了好几组，累得大汗淋漓还在不停调整按压力度。"正是因为专业知识技能学得扎实，生死关头，韩宝鑫才有了挺身而出的底气和勇气。

韩宝鑫在上海滴水湖地铁站见义勇为、施医技挽救病危者的感人事迹迅速在网上广泛传播，经人民日报微博报道后，紫光阁、中青在线等各主流媒体、新媒体纷纷转载，一周内阅读量达7000万。其救人视频入选中央网信办、公安部等表彰的2018"温暖的力量"视频。

先锋档案：韩宝鑫，男，中共党员，江苏护理职业学院2017级检验2班学生，曾任校团委学生兼职副书记、校学生会主席、班级团支部副书记，曾获得2018年度"中国大学生自强之星""江苏省优秀共青团员""江苏好人""安徽好人"等荣誉称号。2020年，韩宝鑫成功考取英国考文垂大学，并作为江苏护理职业学院首批公助留学的杰出学生出国攻读本科和硕士学位。

守护生命，启航ICU

2021年11月14日，从南京开往淮安的列车上，突然传来紧急广播："各位乘客请注意，广播寻医！广播寻医！有一名旅客突发身体不适，若有乘客是医务工作者，请速到1号车厢！请速到1号车厢！"这时坐在7号车厢的一位年轻女孩，听到紧急广播后，没有丝毫犹豫，立刻向着1号车厢狂奔而去。这个女孩就是石靖雯，时为江苏护理职业学院的大三学生。石靖雯自入学以来便立志成为一名ICU专科护士，连续两年获得国家奖学金及江苏省护理技能大赛二等奖，此次她刚在ICU科室轮转结束，从实习医院乘坐高铁返校准备参加技能大赛集训。

来到1号车厢，石靖雯看见一名年轻的女性乘客蹲在地上，身体蜷缩成一团，面色惨白，显然正在承受着巨大的痛苦。石靖雯立刻上前，轻声安抚着乘客的情绪，引导她进行深呼吸，同时利用自己的医学知识，帮助乘客测量了血压。凭借已有的医学知识和门诊实习经验，她迅速判断，这名乘客很可能是急性胃痛。她立刻嘱咐乘客进食进饮，并让她保持休息状态，同时密切监测该乘客的情况。

在现场所有人的细心照料下，乘客的情绪逐渐稳定下来，疼痛也有所缓解。半小时后，石靖雯再次为乘客测量了生命体征，症状得到了明显的改善。此次救护受到了乘客和乘务员的高度赞扬，并被人民日报、新华日报等近10家主流媒体报道。石靖雯说："我没有想过自己会在院外遇到紧急救援，但是我确信，当突发情况发生时，我的理想与追求必然会使我勇敢地站出来，我也因此感到非常自豪。"

这件事情也让石靖雯更加坚定了她的梦想，做一名优秀的ICU专科护士，守护他人的生命健康。她使命在心，责任在肩，担当在行，在江苏护理职业学院学习的这三年，石靖雯始终砥砺奋进，不断完善自我，超越自我。身为学生会干部，她总是冲锋在前，干在实处；身为未来的医护工作者，她总是勇于挑战，敢于担当，一直在路上；身为一名护理学生，她更是勤奋刻苦，转本成功后又考研成功，继续深造学习。她深深明白，医护人员需要拼尽全力与时间赛跑，用过硬的专业技能去守护患者的健康，这是这份职业的使命和职责，也是这份职业最大的价值。

"自强不息，奋斗不止"是石靖雯的座右铭，她深知ICU专科护士之路任重道远，她将谨守"人道、博爱、奉献"的南丁格尔精神，以一颗赤诚之心，做生命的守护者！

先锋档案：石靖雯，女，中共党员，江苏护理职业学院2019级护理11班班长，曾获得国家奖学金两次、江苏省护理技能大赛二等奖两次、江苏省职业规划大赛一等奖、"江苏省三好学生""淮安市优秀共青团员""优秀学生干部"等荣誉称号。2021年，石靖雯成功考取南京医科大学康达学院就读本科，2024年成功考取蚌埠医科大学护理专硕研究生。

青春之光，照亮生命急救之路

2023年1月的一个傍晚，正在南京实习的丁宇辰，下班后像往常一样来到他热爱的足球场，准备用汗水释放一天的疲惫。然而，一场意外却悄然降临。比赛开始不久，一名队员在没有任何身体接触的情况下，突然倒地不起。队员们见状，纷纷围拢过去，面对这突如其来的变故，一时间都手足无措。

生死攸关之际，丁宇辰，这名来自江苏护理职业学院的学生，毫不犹豫地站了出来，他大声喊道："不要慌，我是学护理的，我来！"丁宇辰迅速而冷静地检查了倒地队员的生命体征，发现其脉搏极其微弱，情况危急。丁宇辰立即启动了心肺复苏的急救程序，按照规范的步骤，每完成三十次胸外心脏按压后，便给予两次人工呼吸，同时不断呼唤队员的名字，试图唤醒其意识。这一过程，他重复了多次，持续了约二十分钟之久。这漫长的二十分钟，对于旁观者而言或许只是时间河流中的一瞬，但对于丁宇辰而言，那是与死神赛跑、与生命较量的每一分每一秒。标准的心肺按压过程体力消耗巨大，汗水浸湿了丁宇辰的衣衫，但他始终没有放弃，直至救护车抵达现场。

遗憾的是，医生到场后初步诊断发现，患者瞳孔已经散大，丁宇辰仍未放弃希望，他随同救护车一同前往医院。医生采取了高强度电击等抢救措施，患者仍无任何反应。后经医院与公安局的联合鉴定，确认该队员因心肌炎不幸离世。

丁宇辰的英勇行为，很快在社会上引起了关注。4月，南京市玄武区锁金村派出所和南京市见义勇为基金会分别为他颁发了见义勇为证书，表彰他在紧急关头挺身而出、勇于救人的高尚品质。球场经营者和球友们也纷纷向丁宇辰所在的江苏护理职业学院发来感谢信，对该校培养出如此优秀、具有高尚职业道德的学生表示敬佩与感激。

面对荣誉与赞扬，丁宇辰表示："正如士兵的天职是保卫国家，医生的使命是拯救生命。无论未来遇到何种情况，救人都将是我坚定不移的选择。"简短而有力的话语，展现了新时代青年医者无畏无惧、勇于担当的精神风貌。

丁宇辰的故事，如同一束温暖的光芒，照亮了生命急救之路，也激励着更多人在面对危难时能够挺身而出，用实际行动诠释责任与担当。

先锋档案：丁宇辰，男，中共预备党员，江苏护理职业学院21护理学1班学生，曾任班级团支部书记，被先后授予南京市"见义勇为"称号，南京市玄武区"见义勇为"称号，"新时代淮安好人"称号。

路遇车祸伤者，大学生紧急施救显担当

"当时没有想太多，只是觉得如果我不去救人，我可能会后悔一辈子。"回想起6月11日的救人事件，江苏护理职业学院2021级护理5班学生孙震宇这样说道。

2024年6月11日下午4点左右，在淮安市清江浦区和平镇大黄村与苏北灌溉总渠的十字路口，发生了一起车祸。一名伤者躺在路边，现场不时有货车经过，情况十分紧急。孙震宇恰好骑车路过，他立即停车，上前查看伤者情况，并展开紧急救援。

孙震宇迅速评估了患者的状况。他发现伤者颈动脉虽有规律搏动，但呼叫患者时并无反应。孙震宇迅速判断伤者可能处于休克状态，他立即采取措施，为伤者开放气道，清理口鼻分泌物，以确保伤者呼吸畅通。

在等待急救人员赶来的过程中，孙震宇持续观察伤者的生命体征。两分钟后，他再次触及患者颈动脉，发现大动脉波动微弱并逐渐消失。孙震宇当机立断，对伤者进行了心肺复苏抢救。

经过约五分钟的紧急抢救，救护车终于到达现场。孙震宇迅速向急救人员交代了患者的相关情况，并协助他们将伤者送往淮安市第二人民医院。在确保伤者得到妥善救治后，孙震宇才悄然离开现场。

大黄村得知孙震宇的善举后，立即为其申报见义勇为奖励。"我们为有这样的好青年而骄傲和自豪。孙震宇同学用自己的行动诠释了什么是人间的温暖与善良，他的主动搭救成为车祸现场最动人的风景，也让人们看到了人性中闪耀的光芒，让遭遇不幸的人在痛苦中感受到了希望与力量。希望这样的温暖之举能不断发生，让我们的世界更加美好和充满爱。"大黄村村支书表示。

孙震宇在校期间表现优异，不仅专业知识扎实，而且乐于助

人，多次参与学校组织的志愿服务活动。此次路遇车祸伤者并成功施救，展现了他作为一名护理学生的专业素养和人文精神。

先锋档案：孙震宇，男，共青团员，江苏护理职业学院2021级5班体育委员，曾荣获2022年江苏护理职业学院基础医学部"生理知识竞赛一等奖"，曾担任江苏护理职业学院2021级、2022级学生军训教官，获得军训"先进个人"荣誉称号。2024年成功入职泰州市人民医院。

第二节　文化浸润

情景剧《"救"在身边》

情景一

主角1：婷婷，你看看我是不是胖了一圈呀？

主角2：哪有，你胖的正好在我的审美上，看来你妈妈一定给你做了很多好吃的。这不就叫有一种饿叫妈妈觉得你饿嘛。

主角1：幸亏回学校了，我太想念学校食堂了。

主角2：我们这次回去参加护理技能大赛培训也不知道多久才能结束，每次都好充实啊。

乘务员：阿姨，您好。行驶的列车中，不能织毛衣的，请您配合，谢谢。

路人：嗷嗷，好的好的。

主角3：乘务员！乘务员！不好了，他吃东西被卡住了。

乘务员：阿姨，别着急，我来看看。

主角3：快啊快啊！你看他都喘不过来气了。

乘务员：情况很严重，我们车厢里哪位旅客是医生？

主角2：发生什么情况了，我可以看一下吗？

乘务员：你们是医生吗？

主角4：我们不是，我们是江苏护理职业学院的学生，受过专业的急救技能培训，具有急救护理员证书。

主角2：他这是气道异物梗阻，需要立即施救。

主角3：请你，请你快救救她！

主角2：阿姨，别急。来，小姑娘，别紧张。双腿分开，身体微微前倾。

主角1：施救者一条腿在前，插入患者两腿之间，呈弓步。另一条腿在后伸直，双臂环抱患者腰部。使其上身前倾。

主角4：施救者一手握拳，拳眼放在患者脐上两横指处，另一手包住拳，快速用力向患者后上方冲击直至异物吐出。

主角2：01、02、03、04、05、06。吐出来了，太好了，终于吐出来了。来，坐下休息一会。下次吃东西的时候，一定要慢一点。

男生1：你们太厉害了，这是什么急救方法？

主角2：这个呀，这个是我们在学校里学到的海姆立克急救法（三个人一起说），不过正常情况下是不可以使用的。

男生2：他们还是学生啊，这个急救方法真是太厉害了，我要上传网络平台让大家都知道。

男生1：对没错。

大家一起：对没错。

情景二

群众1：张大姐，你怎么了？

群众2：快来人啊，这里有人晕倒了！

主角1：大家让一下，我会急救。大姐大姐，你怎么了，能听到我说话吗？醒醒，快醒醒。1001、1002、1003、1004、1005、1006，患者无颈动脉搏动、无自主呼吸、意识丧失。需要进行心肺复苏。头颈躯干，位于同一轴线，双手位于身体两侧，身体无扭曲，快打"120"！

（旁白）

主角1：01、02、03、04、05、06、07、08…26、27、28、29、30。头、颈部无损伤，检查口鼻腔，清除口鼻腔分泌物。取下活动性义齿，仰头抬颌，开放气道。二循环。

（旁白）

主角1：醒了醒了。

大家：太好了太好了！

医护人员：快，把她抬到担架上。

群众1：啊呀，张大姐这次真是走大运了。

群众2：哎呀，谁说不是呢。

群众3：大姐，你怎么那么专业呀。

群众4：大姐，你是在哪里学的呀？

大家：是啊是啊，在哪啊在哪啊？

主角1：说来也巧。上个月，我们社区和江苏护理职业学院结对的，他们的"急先锋"志愿服务来我们社区搞宣传活动，志愿者们给我们社区的人开展了急救知识宣讲。

群众5：真是太巧了，今天要是没有你。张大姐可就危险了。

群众6：可不是嘛，这个懂得急救知识和我们不懂的就是不一样。唉，他们学校还做哪些志愿项目？

主角1："急先锋"志愿者们为我们测血糖、测血压。对了，他们不仅教我们如何处理心肺复苏紧急情况。还教我们海……

群众4：海姆立克急救法。

主角1：对，就是海姆立克急救法。

群众7：您学的真是太及时了，今天还就真派上了用场。

群众4：是啊，我们也跟江苏护理职业学院的志愿者们学过，心搏骤停的时候需要做心肺复苏，需要在4分钟内恢复心跳。如果超过4分钟还没有恢复心跳的话，患者可就危险了。

主角1：对了对了，苏护的"急先锋"志愿服务队为了方便我们学会急救知识，还教了我们一套急救操，我们跳给大家看看，大家边看边学怎么样？

大家：好！

急救宣传语

一、通用标语

人人学急救，急救为人人。

敢急救、能急救，为健康中国建设贡献力量。

急救技能在手，生命安全无忧。

学习急救知识，点亮生命希望。

一点急救知识，一份生命保障。

掌握急救，守护生命的每一秒。

急救知识在手，生命守护无忧。

学急救，为生命护航；懂急救，让爱传递。

急救知识，人人必备；关键时刻，救人救己。

学习急救，从我做起；守护生命，你我同行。

急救知识多一点，生命风险少一点。

急救技能在手，安全健康我有。

二、心肺复苏（CPR）标语

心肺复苏，重启生命的关键一步。

CPR多一秒，生命多一分希望。

熟练CPR，为心跳续航。

及时CPR，让生命重新跳动。

心搏骤停，分秒必争，心肺复苏，重启生命。

掌握心肺复苏，让爱的心跳永不停止。

生死一线间，CPR是关键，学会它，守护生命无遗憾。

心肺复苏，为生命赢得宝贵时间。

学习心肺复苏，让爱传递正能量。

CPR，生命的第二次机会，你我共学，共筑生命防线。

三、止血包扎标语

正确止血包扎，为伤口护航。

止血包扎做得好，伤口伤痛少又少。

小小止血包扎，大大生命保障。

人人学止血，个个会包扎，急救在当下。

快速止血，精准包扎，急救行动靠大家。

止血包扎，为生命争取每一秒。

伤口止血要及时，正确包扎创奇迹。

止血迅速生命续，包扎精准伤痊愈。

掌握止血和包扎，危险时刻不害怕。

止血包扎速度快，为伤口系上"生命安全带"。

四、气道异物梗阻急救法（海姆立克急救法）标语

海姆立克急救法，"救"在分秒间。

掌握海姆立克急救法，畅通生命之道。

海姆立克急救法，化险为夷的法宝。

全民学海姆立克急救法，急救行动快一步。

快来学习海姆立克急救法，为生命添保障。

当窒息发生，海姆立克急救法是希望。

遭遇气道梗阻，海姆立克急救法挺身而出。

当窒息发生，海姆立克急救法是希望。

五、强调时间重要性标语

急救黄金时间，分秒必争。

抓住急救每一刻，挽回生命每一秒。

急救时刻，时间就是生命。

黄金四分钟，急救知识不可少，关键时刻能救命。

时间就是生命，急救技能让爱先行。

急救不等待，知识要先行；守护生命，从我做起。

一秒之差，生死之隔，重视急救时间。

早一秒急救，多一分生机。

急救时间最要紧，耽误一秒险万分。

急救行动看时间，及时出手把命挽。

六、呼吁立即行动标语

行动起来，让急救成为我们的本能。

投身急救学习，践行生命守护。

人人行动学急救，危难时刻显身手。

急救始于心，行动在双手。

急救不等待，行动赢未来。

学习急救，立即行动，守护生命。

急救行动，分秒必争，知识先行。

急救知识速掌握，立即行动救生命。

急救刻不容缓，立即行动为先。

第三节　品牌传承

红气球挑战赛

红气球挑战赛是中国红十字基金会发起的国内首个以应急救护为主题的团队式运动公益赛事。自2021年启动以来，已先后在北京、贵州、西安、温州、苏州、中山等地开展，"红气球校园挑战赛"陆续走进云南、河南、北京、内蒙古、陕西等地的中小学校及高校。活动倡导"人人学急救，急救为人人"的公益理念，提升社会公众的应急自救互救能力，让公众在喜闻乐见、习以为常的体育活动中参与公益慈善、学习应急救护、感受人道情怀，同时激发参赛者募款，助力应急救护体系的建设。2022年2月，中国红十字基金会红气球挑战赛获评《中国慈善家》杂志发布的"2021年度公益项目"。

南丁格尔志愿护理服务队

中国南丁格尔志愿护理服务总队由中国红十字会总会批准并命名，于2007年7月在北京成立。这是一支由南丁格尔奖章获得者、护理专业人员、护理院校学生、社会各界爱心人士组成的志愿服务组织，是全国唯一一支护理专业的志愿组织。南丁格尔奖章获得者章金媛、司堃范两位护理前辈积极倡导和身体力行，为总队的成立奠定了坚实的基础。中国南丁格尔志愿护理服务总队宗旨是遵循红十字运动的七项基本原则，发扬红十字精神和南丁格尔精神，积极开展志愿护理服务。

在中国红十字会总会的直接领导下，中国南丁格尔志愿护理服务队已遍及全国31个省市、自治区、直辖市，共538支分队，护理志愿者三十余万人。各地志愿者坚持不懈、科学有序地开展志愿服务，尤其常年走入偏远山区和少数民族地区的服务，体现出护理专业价值，送去温暖和关怀。持久而深入的跟踪服务，给予弱势群体、特殊病种的帮助和救治，真正做到了为社会减压，为健康中国助力。开展的全民急救技能培训，是全国志愿者活跃度最高、惠民效应最大、普及面最广的服务，以最快的速度，高效地实施了国家"人人掌握自救互救技能"的全民健康政策。2015年在第20届红十字会和红新月会国际联合会大会上，中国南丁格尔志愿护理服务总队荣获了"2015年志愿服务发展奖"，此奖项每四年评选一次，每次在全球范围内只评选两个志愿组织；2016年获得中央宣传部、中央文明办"志愿服务四个100先进典型"活动的"最佳志愿服务组织"奖；2018年荣获第十届"中华慈善奖"。

"博爱青春"暑期志愿服务项目

为弘扬和践行社会主义核心价值观，2011年起，江苏省红十字会在高校红十字会广泛开展"博爱青春"暑期志愿服务项目，为大学生志愿者服务他人、奉献社会创造了条件，产生了良好的社会美誉度和影响力，该项目被中宣部、中央文明办等部门推选为"最佳志愿服务项目"。该项目聚焦培育和践行社会主义核心价值观，紧扣"人道、博爱、奉献"的红十字精神，搭建大学生参与红十字志愿服务活动的平台，丰富大学生社会服务与实践内容，积极培育红十字特色的优秀志愿服务项目，持续提升大学生文明素养和社会服务能力，为培养担当民族复兴大任的时代新人，为江苏构筑道德风尚建设高地作出应有贡献。

"十四五"期间，"博爱青春"暑期志愿服务项目以"学习雷锋、关爱生命、传递爱心、服务社会"为主题，主动适应新时代人道需求新变化，从改善易受损群体的境况着手，开展切合群众需求、形式多样的志愿服务活动。项目内容主要有以下六类：①红十字宣传类。弘扬红十字精神，宣传普及红十字会法律法规，传播红十字运动基本知识，组织大学生深入基层调查研究，开展红十字公益视频、摄影及公益广告设计制作，多角度进行正面宣传引导。②推动"三献"类。参与无偿献血、造血干细胞捐献、遗体和人体器官捐献的宣传动员活动。③关爱服务类。为留守儿童、空巢老人、失能老人、农民工、残障人员、抑郁症患者、孤独症儿童、服刑人员未成年子女、住院患者、环卫工等群体提供人道主义服务。④卫生科普类。宣传普及卫生防疫防病知识，举办应急救护知识和技能的培训，开展预防结核病、艾滋病宣传教育。⑤乡村振兴类。助力乡村振兴农民增收，助推乡风文明建设，提升农村精神文明建设。⑥其他与红十字会业务相关的志愿服务项目。

第四节　法治护航

弘法治精神，为急救护航

淮安经济技术开发区人民法院　熊　进

《论语·为政》中言："见义不为，无勇也。"见义勇为自古以来是中华民族的传统美德。一段时间以来，见义勇为反被诬陷的事例屡见不鲜，"彭宇案""小悦悦事件"等，这些事例不仅暴露了人们在面对紧急情况时的无助和困境，也反映了社会道德的沦丧甚至法律体系的漏洞。

救死扶伤、治病救人，是医务工作者的神圣职责。当遇见路人突发疾病，扶不扶？救不救？管不管？这不仅是道德命题和职业操守问题，还是一个法律问题。为了不让"英雄流血又流泪"，《中华人民共和国民法典》（以下简称《民法典》）为见义勇为者奉上"护身符"。《民法典》第一百八十三条规定："因保护他人民事权益使自己受到损害的，由侵权人承担民事责任，受益人可以给予适当补偿。没有侵权人、侵权人逃逸或者无力承担民事责任，受害人请求补偿的，受益人应当给予适当补偿。"《民法典》第一百八十四条规定："因自愿实施紧急救助行为造成受助人损害的，救助人不承担民事责任。"上述两条号称"见义勇为"条款，其不仅免除了救助人的法律责任，同时明确了因救助受损可以获得适当补偿。除了《民法典》规定外，《中华人民共和国医师法》第二十七条第三款规定："国家鼓励医师积极参与公共交通工具等公共场所急救服务；医师因自愿实施急救造成受助人损害的，不承担民事责任。"该条也为医师急救保驾护航。

2017年9月7日上午，72岁的齐老太因胸闷气短，走进医师孙向波的药店买药。齐老太在拿药过程中突然晕倒。孙向波把手放到齐老太鼻孔处发现没有呼吸，摸颈动脉不跳，感觉是心搏骤停，若不急救，老人将面临生命危险！于是，孙向波开始为老人实施心肺复苏，大约过了5分钟，老人才苏醒过来。然后孙向波拨打"120"，大约10分钟，救护车赶到，将老人送往医院。经医院检查，齐老太双侧多发肋骨骨折（12根）、右肺挫伤、低钾血症，共计住院18天。齐老太的儿子看了监控，以齐老太肋骨骨折为由向孙向波索要赔偿10万元。同年10月，孙向波收到辽宁省康平县人民法院的传票。2017年12月，辽宁省沈阳市康平县人民法院判决："孙向波在给齐老太实施心肺复苏的过程中不违反诊疗规范，不承担责任。"原告不服提出上诉，沈阳市中级人民法院维持一审原判。

"管住讹人者，才能留住扶人者。"《民法典》第一百八十三条、第一百八十四条的出台，从立法层面为见义勇为者保驾护航，给见义勇为者提供了一个坚强的法律后盾，消除了见义勇为者扶贫济困、挺身而出、救死扶伤的后顾之忧，有效避免事后反遭索赔、追责情况的发生，引导激励更多人崇德向善，在危急时刻伸出援助之手，弘扬善行善举，彰显社会正能量，为健康中国的建设，做出自己的贡献。

第五篇　以劳践行

——知行合一，以行促知

劳动是生活的基石，也是生命的源泉。急救战场上，每一个行动都是劳动的结晶，我们挥洒汗水，用双手传递希望，让生命在行动中绽放光彩。王阳明说："知是行之始，行是知之成。"知识若不付诸行动，就如同无源之水，无本之木。只有通过劳动，我们才能将知识转化为力量，将理论转化为现实，成为名副其实的健康守护者。

　　将劳动精神融入急救教育中是一种智慧，是一种勇气，更是一种力量。它告诉我们，真正的知识不在于书本的堆砌，而在于行动的实践。我们通过在社会中参与志愿服务、校园里参加社团活动、家庭中"理一理""找一找"等形式，争做社区急救英雄、学校急救先锋、家庭急救卫士。我们不再满足于急救知识的纸上谈兵，而是勇敢地迈出急救实践的脚步，用急救专业技能和奉献精神去探索、去创造、去证明。因为只有通过实践，我们才能真正理解知识的力量，才能真正体验到知识与行动结合的美妙。

　　让我们以劳践行，用行动去书写急救战线的新篇章，愿我们都能成为知行合一的践行者。

第一节 "救"在身边——做社区急救英雄

故圣人以治天下为事者，恶得不禁恶而劝爱？故天下兼相爱则治，交相恶则乱。

——《墨子·兼爱上》

社区是你的家、我的家、他的家，它承载着我们的日常生活与情感联系，在这个公共空间里，我们经历生活的点滴，分享欢笑与泪水。"人人为我，我为人人"不仅是一种美好的精神，更是一种积极的行动，让我们携起手来，以自己的行动，传递文明的力量，共同打造一个温馨、和谐、美丽的社区。

查一查

劳动任务1：检查社区存在的安全隐患（应急救援通道，机动车、非机动车摆放，夜间照明，动物饲养，路面平整度，社区健身设备等）。

劳动任务2：检查社区存在的卫生隐患（垃圾桶、路面洁净、"四害"消杀等）。

社区住着你我他，平安建设靠大家

平安社区大家建，安居乐业享平安。作为社区的一员，我们要以身作则，做到以下几点。

1. 不堵塞疏散通道、安全出口，私家车不违规占用消防车道。

2. 电动自行车不可私拉电线充电，不可长时间充电，周围远离易燃可燃物。

3. 严禁埋压、圈占、损坏、挪用、遮挡消防设施和器材。

4. 不在社区内进行烧烤、篝火等活动，不在社区内焚烧垃圾、杂物。

5. 不将未熄灭的烟头、煤灰等丢进垃圾桶，注意垃圾分类。

6. 不随意践踏草坪，不随意攀折树枝、采摘花朵，爱护一草一木。

7. 严格遵守养犬相关规定，定期免疫接种狂犬病疫苗，携犬出户时系牵引绳。

拓展阅读

可爱≠可亲，动物咬伤得重视

随着社区饲养宠物的增多，文明规范养宠和避免被宠物袭击致伤已成为人们关注的公共卫生问题。其中因宠物伤害引起的狂犬病是最严重的疾病之一，一旦发病，进展迅速，生存的可能性极小，病死率几乎为100%，对人民生命健康造成严重威胁。狂犬病是由狂犬病毒引起的一种以侵犯中枢神经系统为主的急性人兽共患传染病，主要传染源是犬类，在我国占比95%以上，其次为猫、貉、獾、狐狸、狼等食肉哺乳动物。被狂犬病毒感染的动物通过咬伤、抓伤、舔舐伤口或黏膜等方式，由唾液传给人。社区最常见的狂犬病毒传染源主要为犬类和猫类，做好这类宠物的疫苗接种至关重要，但也不排除被流浪犬、猫咬伤。

被狂犬病毒感染的动物咬伤后的应急救护原则主要有以下几点。

1. 应急救护员戴双层橡胶手套进行伤口处置。

2. 立即用肥皂水或清水冲洗伤口至少15分钟，彻底冲洗后用2%～3%碘伏或75%酒精涂搽伤口消毒。

3. 不包扎伤口，立即到就近的医疗卫生机构，根据伤口情况做进一步处置，注射狂犬病疫苗、狂犬病被动免疫制剂、破伤风抗毒素。

4. 注射疫苗期间，要严格遵照医嘱，保证及时、全程、足量注射，规律作息，避免剧烈运动，禁食烟、酒、浓茶、咖啡和辛辣刺激食物。

找一找

劳动任务1：寻找社区周边医疗卫生机构、AED和消防栓的具体位置。

劳动任务2：寻找身边具有急救技能、消防技能的志愿者。

劳动任务3：绘制一份社区应急救护提示图，将周边医疗卫生机构、AED、消防栓的数量和具体位置，以及志愿者紧急联系方式等信息一一标注。

晕厥非小事，急救方法要知晓

晕厥是大脑一时性缺血、缺氧引起的短暂的意识丧失。发作时患者因肌张力消失不能保持正常姿势而倒地。晕厥作为临床常见的综合征具有一定的致残和致死率。因此尽快对晕厥患者进行急救处理具有十分重要的意义。

发生晕厥的病因一般分为血管舒缩障碍、心源性晕厥、脑源性晕厥和血液成分异常。

（一）血管舒缩障碍

包括单纯性晕厥、直立性低血压、颈动脉窦综合征、排尿性晕厥、咳嗽性晕厥及疼痛性晕厥等。多见于年轻女性。

（二）心源性晕厥

由于心脏病心排血量突然减少或心脏停搏，导致脑组织缺氧而发生。见于严重心律失常、心脏排血受阻，以及心肌缺血性疾病等。

（三）脑源性晕厥

由于主要供应脑部血液的血管发生循环障碍，导致一时性、广泛性脑供血不足所导致。见于动脉粥样硬化短暂性脑缺血、发作偏头痛、无脉病、慢性铅中毒性脑病等。

（四）血液成分异常

包括低血糖综合征、通气过度综合征、重症贫血及高原晕厥等。

晕厥患者除了有突发的迅速、短暂、自限性的意识丧失特点外，不同病因的晕厥还会有不同的病史、诱发因素、前驱症状、体位的改变，数秒到数分钟的持续时间，以及相关的伴发症状。对不同病因的晕厥有不同的救治措施，在现场急救时，若无法辨明患者是何种晕厥，则应采用如下措施。

1. 立即将患者以仰卧位置于平地上，头略放低，松开过紧的衣领和腰带等。

2. 开窗通风，保持室内空气清新，若条件允许，给予吸氧。

3. 观察患者的神志、面色、呼吸、脉搏、血压、体温等生命体征，检查患者有无摔伤。

4. 多数晕厥患者都能够迅速缓解，无须紧急救治，但患者清醒后如有大汗淋漓、持续头痛和头晕、恶心、呕吐、胸痛、胸闷、脉搏过快过慢或脉律不整齐、血压严重低于或高于平时，则应立即呼叫救护车。此外，频繁发作的晕厥及老年人发生的晕厥，无论何种原因都需要去医院检查和治疗。

5. 由于大部分的晕厥与血容量暂时相对不足有关，故可让患者喝适量的水，对可疑低血糖的患者（如糖尿病），可给予含糖饮料及食物。

6. 不要急于让患者站起来，必须确认患者的意识完全恢复并有能力起来，此时要先帮助其缓缓坐起，给患者一个适应的过程，以免再次摔倒。

7. 患者情况稳定后，结合患者健康情况，做好相关的健康教育。

做一做

劳动任务1：制作一份夏季防溺水安全宣教海报，向社区居民发放。

劳动任务2：制作醒目的防溺水安全告示牌，放置于社区周边的湖泊、水塘旁。

劳动任务3：检查小区下水井盖是否完好，防止居民不慎跌落。

遇到有人溺水，应该如何科学施救？

淹溺是指人被淹没在水或其他液体介质中并导致呼吸障碍及窒息的状况。淹溺的过程很快，一般4~6分钟就可因呼吸、心搏停止而死亡。其中，夏季户外游泳是淹溺的高发因素。

淹溺应急救护原则分为水中救护和岸上救护。

（一）水中救护

1. 充分做好自我保护，同学们自觉有能力，可跳入水中将落水者救出；如无能力，千万不要贸然跳入水中，应立即高声呼救。

2. 迅速接近落水者，从其后面靠近，不要被慌乱挣扎中的落水者抓住。从后面双手托住落水者的头部，两人均采用仰泳姿势（以利呼吸），将其带至安全处。有条件的采用可以漂浮的脊柱板救护落水者，对有必要者进行口对口的人工呼吸。

3. 高声呼救，获得帮助，启动急救系统。

（二）岸上救护

1. 将淹溺者尽量放置侧卧位，头部偏向一侧，使口鼻自动排出液体，清理口鼻异物。无须控水，没有任何证据显示水会作为异物阻塞气道。对无呼吸、心搏者，应立即实施心肺复苏。患者低体温情况要加强保暖，不轻易放弃抢救，直到医务人员到达现场。

2．如果有呼吸、心搏，但意识不清楚，应清除口鼻异物，保证呼吸通畅，密切观察呼吸和心搏情况。

3．淹溺者自主能力正常，可协助其自行采用催吐方法排出胃内水。催吐有致误吸的风险，要做好防范。

4．应急救护有效，淹溺者恢复心搏、呼吸，可用干毛巾为淹溺者擦拭全身，自四肢、躯干向心脏方向摩擦，以促进血液循环。

5．及时呼叫急救系统，进行现场或送医院救护。

讲一讲

劳动任务1：结合各类"健康日"为社区居民开展健康宣教。

劳动任务2：结合居民健康状况和需求开展健康知识宣传。

劳动任务3：教授社区居民练习太极拳等传统养生保健运动。

全球健康日，你还知道哪些？

2月4日（世界癌症日）：由国际抗癌联盟于2000年发起，旨在传递癌症可防可控的重要信息，增强主动出击、积极应对癌症的信念。

3月3日（全国爱耳日）：由卫生部、教育部、民政部等10部委于1999年发起，旨在提高公众对听力健康的重视，普及听力保健知识，预防和减少听力损失的发生。

3月17日（国医节）：1929年设立的节日，是为了纪念反对取消旧医药及全盘否定中医中药的胜利，并希望中医中药能在中国乃至全世界弘扬光大、造福人类而设定的节日。

3月21日（世界睡眠日）：2001年，由国际精神卫生和神经科学基金会主办的全球睡眠和健康计划发起的一项全球性的活动，重点在于引起人们对睡眠重要性和睡眠质量的关注。2003年正式引入中国。

3月24日（世界防治结核病日）：由世界卫生组织于1995年发起，旨在提醒公众加深对结核病的认识。

4月7日（世界卫生日）：为纪念《世界卫生组织宪章》通过日。1948年6月，在日内瓦举行的联合国第一届世界卫生大会上，世界卫生组织正式成立，并决定将每年的4月7日定为世界卫生日，旨在引起各国对卫生问题的重视，并动员各国人民普遍关心和改善当前的卫生状况，提高人类健康水平。

4月11日（世界帕金森日）：由欧洲帕金森病联合会于1997年发起，将帕金森病的发现者——英国内科医生詹姆斯·帕金森博士的生日设立为"世界帕金森病日"，旨在促使帕金森病患者及其家人、专业医疗人员共同努力，不仅要让帕金森病家喻户晓，而且要提高公众的关注程度。

5月的第1个周二（世界哮喘日）：由世界卫生组织推出的一个纪念活动，从2000年起改为每年5月的第1个周二，旨在让人们加强对哮喘病现状的了解，增强患者及公众对该疾病的防治和管理。

5月8日（世界红十字日）：又称世界红十字与红新月日。1948年，红十字会与红新月会国际联合会、红十字国际委员会和190个国家红十字会与红新月会将红十字创始人亨利·杜南先生的生日——5月8日定为红十字日，在这一天，国际红十字会及其在各国的分会都以各种形式纪念这一日子，以表示红十字运动的国际性及红十字人道工作不分种族、宗教及政治见解的特性。

5月12日（国际护士节）：国际护士理事会为纪念现代护理学科的创始人弗洛伦斯·南丁格尔，于1912年将她的生日——5月12日定为"国际护士节"，旨在倡导、继承和弘扬南丁格尔不畏艰险、甘于奉献、救死扶伤、勇于献身的人道主义精神。

5月第3个星期日（全国助残日）：1990年12月28日第七届全国人民代表大会常务委员会第十七次会议审议通过的《中华人

民共和国残疾人保障法》第十四条规定，每年5月的第三个星期日为全国助残日，旨在提高对残疾人的认知、宣传残疾人权益、推动残疾人事业发展以及倡导包容平等。

5月31日（世界无烟日）：1987年11月，世界卫生组织在第6届吸烟与健康国际会议上，建议把每年的4月7日定为世界无烟日，并从1988年开始执行。但从1989年开始，世界无烟日改为每年的5月31日，因为第二天是国际儿童节，希望下一代免受烟草危害。烟草依赖是一种慢性疾病，烟草危害是世界最严重的公共卫生问题之一，吸烟和二手烟暴露严重危害人类健康。

6月6日（全国爱眼日）：1992年，天津医科大学眼科教授王延华与流行病学教授耿贯一首次向全国倡议设立爱眼日，倡议得到响应，并将每年的5月5日定为"全国爱眼日"。1996年，重新确定每年的6月6日为"全国爱眼日"，旨在提高公众对眼部健康问题的认识和重视程度，推动我国眼科医疗事业的发展。

6月14日（世界献血者日）：2004年，世界卫生组织、红十字会与红新月会国际联合会、国际献血组织联合会、国际输血协会将发现ABO血型系统的诺贝尔奖获得者卡尔·兰德斯坦纳的生日——6月14日定为第一个世界献血者日，旨在鼓励更多的人无偿献血，宣传和促进全球血液安全规划的实施。

6月26日（国际禁毒日）：由联合国在1987年发起，旨在引起世界各国对毒品问题的重视，同时号召全球人民共同来解决及宣传毒品问题。

9月20日（全国爱牙日）：由国家卫生部、全国爱国卫生运动委员会、国家教育委员会等9个部委于1989年发起，旨在动员社会各界力量参与支持口腔预防保健工作，广泛开展群众性口腔卫生知识的普及教育，增强自我口腔保健的意识和能力，提高全国人民口腔健康水平。

9月最后1个星期日（国际聋人日）：由世界聋人联合会根据欧洲各国聋人组织的倡议于1957年发起，旨在呼吁社会关注听力障碍者。

9月29日（世界心脏日）：由世界心脏联盟于1999年设立，每年一次，2000年9月24日为第一个世界心脏日，以后每年9月的最后一个星期日为世界心脏日。2011年起，世界心脏日改为每年9月29日，旨在在世界范围内宣传有关心脏健康的知识，并让公众认识到生命需要健康的心脏。

10月1日（国际老人节）：1991年，根据第45届联合国大会一致通过的第106号决议，每年的10月1日为国际老人节，旨在提高人们对人口老龄化，即"老龄化时代"到来的认识。

10月8日（全国高血压日）：由卫生部于1998年设立，旨在提高广大群众对高血压危害健康严重性的认识，普及高血压防治知识，增强全民的自我保健意识。

10月10日（世界精神卫生日）：由世界精神病学协会于1992年发起，旨在提高政府部门、社会各界和广大群众对精神卫生重要性和迫切性的认识，普及精神卫生知识和对精神发育障碍疾病的研究认识。

10月15日（国际盲人节）：1984年，世界盲人联盟成立大会确定每年的10月15日为"国际盲人节"，致力于盲症防治，提高盲人福利，使盲人能完全平等地参与社会活动，提供国际论坛交流盲人工作经验。

11月14日（世界糖尿病日）：由世界卫生组织和国际糖尿病联盟于1991年联合发起，旨在唤起政府、媒体及公众对糖尿病防治工作的关注，共同为糖尿病防治工作承担起各自的宣传活动。

11月第3周周三（世界慢阻肺日）：由世界卫生组织于2002年发起，旨在帮助人们提高对慢阻肺的认识，改善慢阻肺诊断不足和治疗不力的现状。

12月1日（世界艾滋病日）：由世界卫生组织于1988年发起，旨在唤起人们对艾滋病病毒感染者和艾滋病患者的同情和理解，号召全球人民共同行动，支持艾滋病防治及反歧视方面的工作。

12月15日（世界强化免疫日）：1988年第41届世界卫生组织大会确定并实行，这一节日主要是为了消灭脊髓灰质炎而设立的。随着时代发展，"世界强化免疫日"的含义也变得更加广泛，旨在呼吁公众关注免疫力，重视和加强疾病预防和接种工作。

拓展阅读

世界哮喘日：正确认识哮喘　提前预防　科学治疗

5月的第1个周二为世界哮喘日，旨在让人们加强对哮喘病现状的了解，增强患者及公众对该疾病的防治和管理。哮喘，即支气管哮喘，是一种慢性气道炎症性疾病。这种炎症涉及多种免疫细胞，患者的气道因持续性炎症变得异常敏感（即气道高反应性），在遭遇冷空气、烟雾、花粉、尘螨或剧烈运动等刺激时，发生急剧的收缩和黏液分泌增多，导致气流受限。哮喘常在夜间或清晨更为严重，影响患者的生活质量。儿童和青少年群体更为常见。

多数患者有支气管哮喘发作史。下述症状有助于判断：咳嗽是支气管哮喘常见症状，一般表现为干咳或咳白色泡沫痰；喘息是哮喘最为人熟知的症状，表现为呼吸时发出的响亮哨声，尤其在呼气时更为明显；患者感觉胸闷，严重时呼吸困难，甚至被迫采取坐位或端坐呼吸，出现发绀。

若不进行恰当管理和治疗，哮喘可能会反复发作，加重病情进展，干扰日常活动、学习和工作，甚至威胁生命健康。因此，要积极合理防治，避免接触过敏原和刺激物，养成健康的生活方式，保持充足水分，洁净社区空气质量，接种流感疫苗。

对于紧急发作的哮喘，要及时给予急救处理，具体操作如下。

1. 迅速将患者脱离诱因。大部分哮喘急性发作都有明确的诱因，应远离诱因，保持周边环境清洁通风，使空气清新。

2. 稳定患者情绪，及时消除患者的紧张情绪，以防加重气道痉挛的程度、加重哮喘症状。

3. 找出患者身上备用的急救药物，快速给药。吸入药物后及时漱口。

4. 呼吸困难的患者采取舒适体位,松开过紧的衣物,保持气道通畅。如有条件应立即给予吸氧。

5. 检查患者的体温、呼吸、脉搏、血压,观察患者的神志和面色。如果患者出现说话费劲、坐立不安、端坐呼吸、脉搏或心率>100次/分或更快、氧饱和度低于90%,需要立即拨打120急救电话,运送患者至就近医院进一步诊治。

6.急救中应注意不可背送哮喘发作患者,因为背送可能导致患者呼吸困难加剧,甚至死亡。

第二节 "救"在身边——做学校急救先锋

"积力之所举,则无不胜也;众智之所为,则无不成也。"

——《淮南子·主术训》

大学,是青年成长的摇篮,是青春绽放的舞台。校园是我们共同的家园,青春与校园相伴,成就了一幅色彩斑斓的画卷。在这里,我们积累知识,拓展思维,提升能力,追逐梦想;在这里,我们塑造自我,结交挚友,拥抱美好;在这里,我们怀揣梦想,勇毅前行,书写属于自己的精彩篇章。

找一找

劳动任务1:寻找校园AED的存放点,校园及周边的药店、诊所、医院及最优路线。

劳动任务2:寻找校园内各场所安全出口、楼梯位置和疏散通道。

劳动任务3:寻找校园里值班老师、校医室、校园"110"的应急联系电话。

劳动任务4:寻找校园内的消防栓,并学会使用方法。

筑牢校园安全"防火墙"

作为当代大学生，我们要主动学习消防安全知识，掌握灭火技能，熟悉逃生路线，正确拨打校园应急联系电话，提高应急处理能力，要争当"校园消防安全先锋"，关键时刻用得上，危急关头顶得上，用我们的行动，为校园筑起一道坚固的安全防火墙。当遇到火灾发生，请牢记火灾避险原则"报警、扑救、撤离"。

报警——起火莫慌，先报火警

不论何时何地，发现火灾，立即向"119"报警，并向老师报告。

报警内容包括单位、地址、起火部位、燃烧物质、火势大小、有无人员被困、进入火场路线及联系人姓名、电话等。

扑救——扑灭小火，惠及他人

如果火势较小，在确保安全的情况下，可以尝试使用灭火器或者消防栓进行灭火。如果是电器着火，要立即切断电源，用干粉或气体灭火器灭火，不可泼水。如果棉被等物品着火，可立刻用水浇灭。如果身上着火，不要奔跑，立即躺倒，翻滚灭火或跳入就近的水池，其他人也可用厚重衣物或被子覆盖着火部位灭火。

撤离——善用通道，不入险地

如果火势超过自己的扑救能力，应立即启动撤离程序。撤离过程中，遵循"安全第一，快速有序"的原则，按照疏散指示标识或者老师的指导，通过疏散通道迅速有效地撤离现场。

撤离过程中，注意保持镇静，做好简易防护。在不影响撤离且安全的前提下，关闭所有电器设备和门窗，以减缓火势蔓延；在确保自身安全的前提下，帮助行动不便的人员撤离。

沿着熟知的疏散通道撤离；如通道被火、烟雾等阻碍，应寻找临时避难场所，如关闭门窗的房间，用湿布堵塞门缝，发出求救信号，等待救援。

身处险境，尽快撤离，除携带必要的物品，如湿毛巾、手机等外，切勿因收拾财物延误撤离时机，切勿因财物等重返险地。

成功撤离到安全区域后，应远离建筑物，防止次生危险。如果有人员在火灾中受伤，要启动应急救护。火灾应急救护要点如图5-2-1所示。

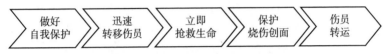

图5-2-1　火灾应急救护要点

拓展阅读

学校属于人员密集场所，一旦发生火灾，后果不堪设想。2024年1月19日23时，河南省某学校一宿舍发生火灾，事故造成13人遇难、1人受伤。那么，在教室、宿舍等重点场所，我们要注意哪些安全事项呢（表5-2-1）？

表5-2-1　教室、实验室、宿舍安全注意事项

	教室	实验室	宿舍
安全注意事项	1. 不携带火种、易燃易爆物品进入校园 2. 无人教室的电器、照明开关保持关闭 3. 发现教室中的设备出现异常，及时向老师报告 4. 爱护学校的消防器材，如走廊上的灭火器、疏散指示标志等，确保其完好有用	1. 遵守实验室安全操作规范 2. 要在老师的指导下使用实验室设备 3. 使用仪器设备前应认真检查电源、管线、火源、辅助仪器设备等情况 4. 按规定配备消防器材，掌握消防自救知识	1. 在宿舍不得使用明火、不抽烟、不焚烧杂物 2. 学生宿舍严禁违规使用大功率电器，严禁私拉乱接电线、网线 3. 离开宿舍时要切断所有电源，包括充电器、电脑等 4. 严禁在宿舍存放易燃易爆物品

写一写

劳动任务1：书写一份急性腹痛处理流程。

劳动任务2：书写一份食物中毒健康宣教海报。

摁下急性腹痛"计时器"

在大学校园的生活、学习中，有的同学可能会遭遇腹部疼痛的突然袭击，即急性腹痛。腹部解剖结构复杂，内有实质脏器如肝、脾、胰、肾等，和空腔脏器如胃肠道、胆道、膀胱等，因此急性腹痛起病急、病因复杂。根据腹痛的常见病因及病变性质，将急性腹痛归纳为炎症性腹痛、脏器穿孔性腹痛、梗阻性腹痛、出血性腹痛、缺血性腹痛、损伤性腹痛、功能紊乱性疾病引起的腹痛等。同学们在未明确诊断病情前，不可随意处置，防止错误的急救方法让病情更加严重。出现急性腹痛该怎么办呢？

及时求助，安抚情绪：当面对急性腹痛的时候，首先要保持冷静。帮助患者卧床休息，采取半卧位姿势，双膝屈曲，这样可以减轻腹部的压力，有助于放松腹部；同时拨打120急救电话，并报告老师。与此同时，要做好患者的情绪安抚工作，让患者保持平稳的心态。

观察记录，安全防护：在没有明确诊断前，患者应禁食、禁水、禁止服用镇痛药物。要记录好患者腹痛的性质、部位、程度及伴随症状等，以便为医生提供准确的信息，为后续的诊疗提供依据。对于一些疼痛难耐、翻来覆去、出现烦躁情绪的患者，要注意保护他们的安全，防止坠床等意外发生。

在炎热的夏季，食源性疾病（多见于食物中毒）常引发腹痛。中毒者常在进食后半小时、数小时，大多不超过24小时，出现以恶心、呕吐、腹痛、腹泻等为主的急性胃肠炎症状。呕吐物为食物残渣，脐周疼，腹泻，大便一日数次至数十次不等。中毒严重者可因剧烈吐泻造成脱水、酸中毒、休克、呼吸衰竭而危及生命。面对食物中毒者，在上述措施的基础上，还要尽可能明确摄入中毒食物的种类、时间及摄入量；保护现场，边救护边收集中毒者的呕吐物、剩余毒物、排泄物标本，以备后续进一步诊疗。

每个人都是自己健康的守护者。当代青年要树立正确的健康观念，培养健康的作息和生活方式，对自身的健康负责。同时，作为新时代青年大学生，当面临校园内外突发的意外状况时，要做在关键时刻会急救、能急救、敢急救的"急救先锋"！

理一理

劳动任务1：梳理防暑降温安全提醒。
劳动任务2：梳理校园高温作业工种。
劳动任务3：梳理高温中暑应急救护流程。

让出高温中暑"通风道"

大学生活多姿多彩，除了专注于专业学习，同学们还在军训场上锤炼意志，在体育场上尽情挥洒汗水，在社会实践活动中充分彰显担当……然而，在炎热的季节，如果在高温环境下进行剧烈运动，体内会持续产生热量，在身体散热困难的同时，外界的高温作用于人体，致使体内的热量不断积聚。加之体温调节中枢出现障碍，身体无法进行有效调节，最终就会引发中暑。中暑根据轻重程度，可以分为三级，即先兆中暑、轻度中暑、重度中暑。

中暑是有先兆的，若在高温高湿环境下，出现多汗、口渴、乏力、头晕、头痛、目眩、耳鸣、恶心、胸闷、心悸、注意力不集中，体温正常或略高（<38℃），就要小心，可能要（或者已经有点）中暑了。轻度中暑是指先兆中暑加重，出现面色潮红或苍白、烦躁不安或表情淡漠、恶心呕吐、全身疲乏、心悸、大汗、皮肤湿冷、脉搏细速、血压偏低、动作不协调等，体温升高

至38.5℃左右。重度中暑按照递增的严重程度可分为热痉挛、热衰竭、热射病。热痉挛伴有疼痛的突发肌痉挛，最常影响小腿、手臂、腹部肌肉和背部。热衰竭是由运动产热、出汗、体液和电解质丢失引起的，症状和体征可能突然出现，包括恶心、头晕、头痛、肌肉痉挛、无力、疲劳和大量出汗。热衰竭是一种严重疾病，如病情得不到控制，可迅速发展为热射病，危及生命。热射病包括热衰竭的所有症状、体征再加上中枢神经系统症状，包括头晕、昏厥、精神错乱或四肢抽搐。

此外，气温过高、湿度较大、风速较小、自身体热、对热不适应、劳动强度过大、持续时间过长及过度疲劳等因素，都极易诱发中暑。发现有人员中暑，要启动中暑应急救护。

大家要特别注意，饮用纯净水、矿泉水会加重抽搐；如果中暑人员意识不清或者昏迷，禁止喂水，以免造成窒息。重度中暑人员可能会发生肌肉不自主的抽搐，发生这种情况不要在其嘴里放任何东西，不要刻意束缚其抽搐的肢体，可以用软物垫在其身下；如果发生呕吐，将其头偏向一侧以确保呼吸道通畅，防止误吸。

拓展阅读

中暑应急救护要点如表5-2-2所示。

表5-2-2　中暑应急救护要点

措施	内容
换环境	迅速把中暑人员转移到阴凉通风的地方，让中暑人员平躺并解开其衣服扣子，松开或者脱去其衣服，同时抬高其双腿
快补液	如果中暑人员清醒，没有恶心呕吐，可以口服淡盐水或含盐清凉饮料，也可以服用人丹、十滴水、藿香正气水等中药。如出现热痉挛，可饮用果汁、牛奶等
量体温	快速测量体温（腋温或耳温），每10分钟测量1次或持续监测体温，以防热射病

续 表

措施	内容
速降温	最好在2小时内将中暑人员的体温降至38.5℃。可采用冷敷、冷水或冰水擦浴(避开胸部),不断按摩其四肢及躯干,用冰袋冷敷其头部、双侧腋下、颈部及腹股沟区等部位
控抽搐	如果中暑人员出现抽搐等症状,应迅速在其口腔垫压舌板或者其他硬物压住舌头,防止舌咬伤的同时保持呼吸道通畅
促清醒	如果中暑人员已经失去知觉,可以按压人中穴和合谷穴,使其恢复意识。如果中暑人员呼吸停止,应拨打"120",且即时按照"120"的指引做好应急救护措施

做一做

劳动任务1:提交一份校园安全隐患排查及建议征集汇总表。

劳动任务2:参加一次校园应急演练。

疏通校园踩踏"生命线"

在学校、车站、机场、广场、球场、商场、室内通道或楼梯、影院、酒吧等空间有限、人群相对集中的场所,在节日、大型活动、聚会等特殊场合,踩踏事故是一种潜在的危险。作为大学生,了解如何预防踩踏及在紧急情况下应急处置至关重要。

踩踏发生的主要原因有三种。一是当人群较为集中时,前面有人摔倒(或只是蹲下来系鞋带),后面人群未留意,没有止步,发生踩踏。二是人群受到惊吓,产生恐慌,如听到爆炸声、枪声,出现惊慌失措的失控局面,在无组织、无目的的逃生中,相互拥挤踩踏。三是因好奇心驱使,去人多拥挤处探究竟,造成不必要的人员集中而踩踏。一旦出现踩踏,后果十分严重。由于人压着人,胸部受到严重挤压无法扩张,短短几分钟内,就可能因为无法呼吸导致死亡。因此，当我们去人流密集的地方，应当先观察周围，记住出口的位置，提前在大脑中规划撤离方案。

初遇拥挤人群，当发觉拥挤的人群向着自己行走的方向涌来时，不要盲目奔跑，以免摔倒，不要逆流前进。如果路边有商店、咖啡馆等可以躲避的地方，可以暂避。远离店铺的玻璃窗，以免因玻璃破碎而被扎伤。时刻保持警惕，当发现有人情绪不对，或人群开始骚动时，就要做好准备保护自己和他人。

陷入拥挤人群，时刻保持警惕，千万不能被绊倒！即便鞋子被踩掉，也不要贸然弯腰提鞋或系鞋带。如有可能，抓住一样坚固牢靠的东西，如路灯柱之类，待人群过去后，迅速离开现场。发现前面有人突然摔倒时，马上停下脚步，告知后面的人不要向前靠近。如果人流量很大，但移动速度不快，可左手握拳，右手握住左手手腕，双肘与双肩平行，放在胸前。肘部能够保护自己不被挤压，给心肺留出呼吸空间。若已经陷入拥挤人群，继续保持双肘在胸前，形成牢固而稳定的三角保护区的姿势。同时，微弯下腰，降低重心，低姿态前进，防止摔倒。

混乱局面自保，万一被人挤倒在地，不要惊慌，倒下时，设法将身体蜷缩成团，双手在颈后紧扣，以保护头部、胸部等重要器官。如果有可能，要设法靠近墙壁或者其他支撑物，或在人流移动方向的侧面，并尽一切可能在最短的时间站起来。

拓展阅读

踩踏应急救护要点见图 5-2-2。

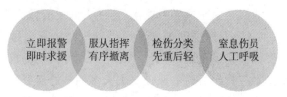

图 5-2-2　踩踏应急救护要点

踩踏自救"二十四字诀"见图5-2-3。

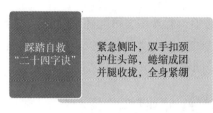

踩踏自救
"二十四字诀"

紧急侧卧，双手扣颈
护住头部，蜷缩成团
并腿收拢，全身紧绷

图5-2-3 踩踏自救"二十四字诀"

第三节 "救"在身边——做家庭急救卫士

一家老幼无牵挂，恣意喧哗。新糯酒香橙藕芽，锦鳞鱼紫蟹红虾。杯盘罢，争些醉煞，和月宿芦花。

——赵显宏《满庭芳·渔》

家，是温馨的港湾，是为我们遮风挡雨的庇护所；家人，是陪伴我们成长的伙伴，是分享喜悦的挚友；家庭，是岁月的相册，珍藏着我们成长的点点滴滴，每一页都写满了爱与关怀。"一家老幼无牵挂，恣意喧哗。"从古至今，这是中华血脉里最温暖治愈、淳朴简单的期盼。

守护家人，从现在做起。

理一理

劳动任务1：清理出一条通往家门口的畅通道路，保证救援车辆和人员可以畅通无阻。

劳动任务2：寻找家庭周围距离最近的AED存放点，并教会家人使用。

劳动任务3：走访家庭距离最近的一所医院，记下急诊值班电话并告知家人。

当亲人在家中出现意外伤害，如何求助？

在日常生活中，意外伤害可能随时发生。当亲人在家中遭遇意外伤害时，及时、正确地求助至关重要，这可能关乎亲人的生命安危。以下是同学们应该采取的求助步骤。

一、保持冷静，迅速判断伤情

在意外发生后，首先要保持冷静，避免惊慌失措。快速观察亲人的受伤情况，包括意识、呼吸、脉搏、出血等，初步判断伤害的严重程度。

二、呼叫急救电话

拨打当地的急救电话（如"120"），清晰准确地告知调度员以下信息：①家庭地址：详细说明所在的街道、门牌号、小区名称等，确保急救人员能够快速找到。②受伤人员的情况：简要描述受伤的原因（如摔倒、烫伤、触电等）、症状（如昏迷、呼吸困难、大量出血等），以及大致的年龄和性别。③您的联系电话：保持电话畅通，以便急救人员在途与您进一步沟通。

三、进行现场急救

在等待急救人员到来的过程中，如果你具备止血、心肺复苏、烧烫伤处理、骨折固定等的急救知识，可以进行适当的现场急救。但请注意，如果你不确定如何操作，不要盲目进行，以免造成更严重的伤害。

四、寻求邻居或附近居民的帮助

大声呼喊邻居或附近居民，请求他们的协助。他们可能能够提供额外的帮助，如帮忙照顾其他家庭成员、引导急救人员等。

五、准备好相关物品和信息

在急救人员到达之前，准备好亲人的医保卡、病历本等相关医疗资料，以便急救人员了解其病史。同时，清理出一条通往家门口的畅通道路，方便急救人员携带设备进入。

六、配合急救人员的工作

急救人员到达后，向他们详细介绍亲人的受伤情况和已采取的急救措施。按照急救人员的指示，协助他们进行搬运、救治等工作。

收一收

劳动任务1：收拾家中危险物品，如锐器、玩具小零件等，放置于儿童不易拿取的位置。

劳动任务2：检查家中电线，如有裸露破损需及时更换，电器线路如插线板、插头等，用收纳贴沿墙面固定整齐。

劳动任务3：绘制家中"危险小怪兽"提示图，贴在墙面插座、网口等儿童易触摸处。

劳动任务4：收拾家中儿童的危险衣物，做好家长的健康宣教。

家有儿童，如何快速识别家中"危险小怪兽"？

帮助儿童识别家庭危险物品是确保儿童安全的重要一环。家庭中存在多种潜在的危险物品，需要通过教育和引导，帮助儿童识别和避开这些物品，以防止意外发生。以下是一些家庭中常见的危险物品及其安全措施。

1. **火源**　确保家中的火源，如蜡烛、炉火等，被安全地放置，并教育儿童不要玩火，包括燃烧的蜡烛、烟花等。确保儿童知道在发生火灾时可拨打求助电话"119""110""120"等，以及如何安全地逃离火场。

2. **电器**　教育儿童不要触摸插座、电线和电器，尤其在潮湿的环境中。确保家中的电器和电线处于良好的状态，并及时更换破损的电线。在使用电器时，确保儿童在成人的监督下进行。

3. **尖锐物品**　如剪刀、叉子等应收到儿童够不到的位置。打火机、插座、热水壶等危险物品一定要做好安全防护措施。

4. **玩具小零件和食物**　玩具小零件或家用电器小配件，弹球、图钉、橡皮头、塑料笔套、硬币等，食物如瓜子、花生米、豆类等，应及时清理和规整，避免幼儿玩耍误食或划伤。激光笔等带强烈射线的物品要放在幼儿够不到的地方。

5. **氢气球**　氢气球爆炸可能引起烧伤性事故，应尽可能不给儿童买氢气类玩具放入家中，如果不可避免接触，也请告知儿童玩氢气球时远离火源。

6. **药品**　药品最好放在儿童够不到的抽屉或者橱柜。儿童钙片等要与成人药品分开，以免混淆。

7. **其他危险物品**　如煤气灶、插座和排插、电风扇、电水壶等，这些物品在使用时可能存在触电、烫伤等风险，需要教育儿童正确使用方法，并确保儿童在成人监督下接触这些物品。

上述措施可以帮助儿童识别家庭中的危险物品，提高儿童安全意识，从而减少意外伤害的发生。

拓展阅读

清华大学力学实验教学中心实验表明：帽绳被拉紧后的拉力相当于儿童体重的5～6倍，而这个力量当时就会造成脊髓损伤，之后导致呼吸肌麻痹，这个损伤往往会持续时间很长，足以造成脑缺氧以致脑死亡。

儿童要远离这些危险衣物

1. **不穿带拉绳的衣物**　为了儿童的生命安全，请慎重购买儿童带绳连帽衫！如果儿童的衣柜里有这些衣服，请用剪刀剪掉绳带，或将拉带完全抽出去掉。

2. 不用过长的围巾　除了拉绳，围巾、丝巾等也可能会对儿童产生风险。围巾、丝巾也不要给儿童系得很紧，因为如果儿童坐电动车或自行车，很有可能卷到轮子里。

3. 不给男孩穿带拉链的裤子　男孩最好别穿带有拉链的裤子，防止儿童生殖器被夹。

4. 不买带纽扣等小配件的衣物　儿童服装上的小花、卡通装饰配件、纽扣等，如果拉力、缝制牢度达不到要求，一旦脱落后被儿童误吞，也会造成窒息等意外。

5. 不买刺激性气味浓重的衣物　一些厂家为保持衣物印花、染色的耐久性，改善衣物手感而使用甲醛等化学物质，不仅产生刺激性气味，长期接触皮肤还很容易引发疾病。衣物如有异味就不要购买。

6. 不买颜色过于鲜亮的衣物　事实上，纯棉的衣物是最佳的选择，最好选购白色或贴近肤色的浅色，特别是贴身穿的衣物。

改一改

> 劳动任务1：根据居家适老化设计要点，对老年人家中墙面、地面、家具家电、照明等设施进行调整改造。
>
> 劳动任务2：根据居家适老化设计要点，重点对老年人卫生间进行整理改造。

家有老年人，如何让他们"老有安居"？

调查显示，随着年龄增长，身体功能退化导致安全风险增加，60%以上的老年人都曾在家中发生跌倒、碰撞等伤害。适老化改造是对老年人家庭的通道、居室、厨房、卫生间等生活场所，以及家具配置、细节保护等作一定调整或修造，缓解老年人因生理功能变化导致的生活不适应，具有预防老年人跌倒、跌倒不受伤害、伤害及时发现的功能安全居养环境。适老化改造主要包括如下内容。

1. **安装扶手**　在卫生间、卧室和楼梯等老年人日常行动的路线上安装扶手，便于老年人支撑和稳定身体，能够降低老年人摔倒的风险。

2. **更换防滑地毯或地垫**　在浴室、卫生间和厨房等容易滑倒的地方放置防滑地毯或地垫，最好能够把它们固定在地上使不容易滑动和翘角，以增加地面的摩擦力，降低滑倒的风险。

3. **调整家具位置**　将家具摆放得更加合理，避免出现家具碰撞或阻碍通行的现象。如果有一些叠高的家具，可以考虑更换为低矮的家具，或者将物品收纳在易于取用的地方；清除不必要的家居杂物，减少老年人行动路线上的障碍物。

4. **更换舒适的椅子和床垫**　选择适合老年人身形的舒适椅子和床垫，能够缓解老年人的疲劳和不适感。

5. **改善照明**　确保室内光线充足，避免暗区。可以增加一些照明设备，如LED灯、台灯等，以提供足够的照明。夜间可以使用感应灯，无须老年人按开关就能够照亮卧室。

6. **使用易于操作的电器设备**　选择一些易于操作和使用的电器设备，如遥控器、按键电话等，可以让老年人的生活更加便利。

让我们对照标准，一起动起来吧！

拓展阅读

老年人家庭卫生间改造设计要点见图5-3-1、图5-3-2。

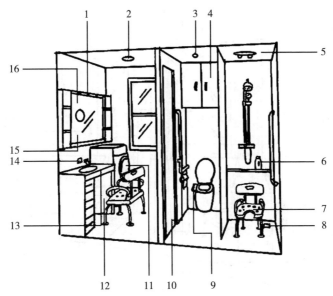

1.卫生间除顶灯外还应设置镜前灯，以消除面部阴影；2.卫生间主灯应有足够的亮度照亮全室；3.坐便器上方有灯照射，帮助老年人检查排泄物，注意灯具的防水性；4.设置一定的储藏空间，放置卫生纸等用品；5.浴室应加设加热器和排风扇，其开关应保证在如厕或洗浴时能控制调节，并避免被洗浴时的水溅到；6.设置物台放置洗浴用品；7.淋浴间内应有供老年人坐姿洗浴的淋浴凳；8.地漏的位置移设在淋浴区域里侧的角落，使洗浴时的积水向里侧排放；9.智能坐便器方便老年人使用，考虑右利手的人较多，其操作面板和插座通常设置在坐便器后墙的右手侧；10.坐便器侧墙上应安装"L"型扶手、紧急呼叫器和卫生纸盒；11.洗衣机的开口高度不宜过低或过高，应利于老年人操作；12.洗手盆下部放空，便于老年人坐姿洗漱时，膝部可以插入；13.采用台面深度和宽度较浅的台盆，方便轮椅者及老人的膝部插入，台盆外侧缘设置扶手便于助力；14.洗手盆旁边设置防水插座，供老年人使用电动刮胡刀、电风吹等小家电；15.为保证老年人坐姿照镜子方便，镜子的下沿不宜过高，以距台面150～200mm为宜；16.设置镜箱，增加储物空间。

图5-3-1 老年人家庭卫生间改造设计要点1

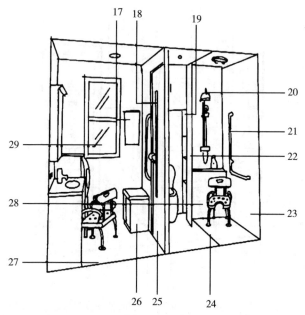

17. 更衣区旁设有挂架，可以挂放毛巾、叠放换洗衣物等；18. 门扇上设置透光不透影的玻璃，方便了解老年人在内部使用情况；19. 利用管井旁的空间设置开放的储物盒，放置卫生纸、马桶刷等小件物品；20. 淋浴喷头宜能够根据需要调节高低，保证老年人站姿、坐姿均方便使用，如采用竖向滑竿式支架；21. 淋浴喷头侧边墙面设置安全扶手，便于老年人洗浴时变换坐姿，辅助使用；22. 淋浴间适合选用浴帘等软质隔断，方便老年人使用轮椅时回转进退；23. 卫生间墙面应注意防水，瓷砖色彩纹理选用应防污避免误视；24. 淋浴间与其他区域的交接处宜设置挡水条或水箅子，避免积水溢出，弄湿其他区域的地面，增加老年人滑倒的危险；25. 门可内外开启，防止老年人意外倒下后挡住门，影响救护；26. 更衣区安排坐凳，方便老年人坐姿更衣，坐凳旁边设有扶手，供老年人起坐时借力使用；27. 干区地面材质宜防滑防水，易于清洁，不宜凹凸过大；28. 注意干湿分区尽量靠里布置而不被穿过；29. 老年人住宅的卫生间应争取直接对外开窗，窗扇下部留有固定扇，方便窗台放置物品。

图5-3-2 老年人家庭卫生间改造设计要点2

练一练

劳动任务1：为老年人进行一次肌肉按摩。

劳动任务2：为老年人做一顿健康营养餐。

劳动任务3：陪老年人进行一次户外运动。

劳动任务4：给老年人讲一个自己的趣事。

劳动任务5：制作一本家庭急救手册，包括常见急症的处理方法、急救电话号码等，方便家人随时查阅。

劳动任务6：进行一次家庭急救演练，模拟各种急救场景，如中风、烫伤、跌倒、扭伤等，让家庭成员实际操作急救方法，提高应对紧急情况的能力。

防范老年人健康风险，守护居家养老安全线

国家统计局2024年2月发布数据显示，2023年末全国60岁及以上老年人已达到2.9亿，占比21.1%，预计2035年社会将进入重度老龄化阶段。老年人在衰老的过程中，会产生与年龄相关的慢性疾病，导致残疾、残障、失能、认知障碍，还有一些老年综合征，以及老年共病等严重威胁着老年人的健康和生活质量。需要教会老年人健康的生活方式，减少危险因素的发生，从而降低疾病发生率。健康生活方式包括哪些内容呢？世界卫生组织提出了健康的四大基石：合理膳食、适量运动、心理平衡、戒烟限酒。

一、合理膳食

老年人饮食可遵循五个原则：①少食多餐，控制食量。②清淡饮食，少盐少油。③荤素搭配，拒绝纯素食。④主食多样化，控制总摄入量。⑤水果蛋奶不能少，根据体质选择种类。总之，需要保证足够的营养摄入，但不能过量，而且也要对照疾病特定禁忌，不能发生冲突。

二、适量运动

65岁及以上老年人每周应完成不少于150分钟的中等强度有氧身体活动，或75分钟高强度有氧身体活动，或中等和高强度两种活动相当量的组合。活动能力较差的老年人，每周至少应有3天进行增强平衡能力和预防跌倒的活动，即使每次只进行5分钟的活动，也有好处。运动中注意六不宜：①不宜过早：夏季可以选择晚饭后气温降下来去锻炼，注意及时补充水分，保持体内电解质稳定。秋冬季老年人应该在太阳初升后外出锻炼。②不宜空腹：老年人空腹锻炼容易造成低血糖，尤其是糖尿病患者，持续性低血糖可导致心悸、昏迷甚至更严重的意外情况发生。③不宜过量：老年人运动靶心率＝170-年龄，或者采用静息心率＋（20～30）次/分。运动时以微微出汗、稍微有点气喘、运动后第二天不会感到很疲劳或浑身酸痛为宜。④不宜过激：老年人肌肉多松弛，关节韧带较年轻人稍僵硬，肢体协调性差。锻炼应坚持适度、安全、有效、循序渐进的原则。锻炼前应轻柔地活动身体，做5～10分钟热身运动，充分活动关节后再锻炼。建议一周运动150分钟，可分为3～5次；或者每次20～30分钟，至少隔天一次。⑤不宜承重：老年人关节退化，上下楼梯或爬山时，膝关节承重量是平时的3～5倍，容易导致膝关节损伤，加重关节退行性病变，损伤关节韧带，加速关节老化。应选择有氧运动为主、抗阻运动为辅、兼顾适当的认知功能、平衡功能训练。⑥不宜跳跃：跳跃属于剧烈运动，对心肺功能、身体功能要求较高。老年人做跳跃运动时，会加重膝关节、髋关节负担，不易掌握平衡，增加跌倒风险。

三、心理平衡

老年人心理平衡可遵循"六要诀"。①要有目标，把目标和要求定在自己的能力范围内。②要讲奉献，与人相处和为贵。③要少期望，时刻牢记知足常乐，能忍自安。④要常沟通，敞开心扉，获得帮助。⑤要会自控，心理平衡的关键在于自控能力，三思后行。⑥要会放松，培养有益身心的健康爱好。

四、戒烟限酒

戒烟对降低心血管疾病的风险至关重要，即使在60岁后戒烟，也能有效减少心血管疾病的发生率，为居家老年人的健康保驾护航。60岁后适度饮酒的说法需谨慎对待，最好是遵循医生的建议，根据个体情况调整饮酒量。

拓展阅读

老年人中风了，该如何急救呢？

中风是老年人三大死因之一。它发病急，致死率高，治愈率却很低。这个病非常凶险，需要将患者紧急送往医院。在等救护车到来之前，我们应该做些什么呢？

如果患者发病后已经失去知觉，你需要这样做：两三个人一起将患者抬到床上，避免头部震动，让患者安静躺下，可以抬高床头，头偏向一侧。解开所有妨碍呼吸的衣物，保持患者气道畅通，检查他的呼吸和脉搏。如果需要随时进行心肺复苏，每10分钟检查记录一次呼吸、脉搏和反应程度。

如果患者还有知觉，可以扶他躺下，稍微垫高头部和肩膀，将头偏向一边，并在肩膀上垫一块手巾，用来擦拭口中分泌物。同时，要安慰患者，缓解他的紧张情绪。

中风往往会留下不同程度的后遗症，比如半身不遂、讲话不清、关节僵硬、智力下降等。其中2/3的患者需要人帮助料理生活。

中风导致患者肢体活动不良，出现如关节强直、肌肉萎缩等情况，所以锻炼必不可少。可以先从单个关节锻炼开始，慢慢移向多个关节。在进行坐、站、走、蹲的功能训练时，家属要站在患者的患侧进行协助。由于病后患者部分关节和肌肉处于失用状态，大多数患者都没有锻炼意愿，所以家属和看护者一定要鼓励、督促、协助患者进行康复锻炼。

帮助按摩患肢，防止和减轻肌肉、骨骼因为长期不运动而出现的萎缩与变形。对于肌肉紧张类的痉挛性瘫痪，手法要轻，主要是为了使其肌肉松弛；对于肌肉松软的软瘫，手法要深而重，以刺激神经活动过程的兴奋性。另外，还要注意按摩患肢的功能位（能使这一部位的关节与肌肉发挥最大功能的体位），不要让肢体关节发生扭转、弯曲。

除去肢体锻炼，还要对患者进行口语训练和书面语言训练。让患者多看电视、听广播，尽量给他们听觉和视觉上的刺激。训练从患者感兴趣的内容入手，由易到难，时间由短到长。

此外，应保持居室清洁和空气流通，注意保暖。做好中风患者的饮食护理，多吃新鲜蔬菜、水果，多吃富含蛋白质的瘦肉、鱼类、乳类和大豆制品等易消化而有营养的食物。少吃动物脂肪，少吃过咸、过甜、过辛辣、过油腻、过刺激性食物。中风发作和天气变化有关系，在三九天、三伏天，或者气温骤变的时候，家人要密切注意患者身体状况，谨防再发，尤其是短暂性脑缺血发作者，应尽力排除各种中风危险因素，定期复查。